BIBLIOTHÈQUE D'HYGIÈNE THÉRAPEUTIQUE

Dirigée par le Professeur PROUST

L'Hygiène des Tuberculeux

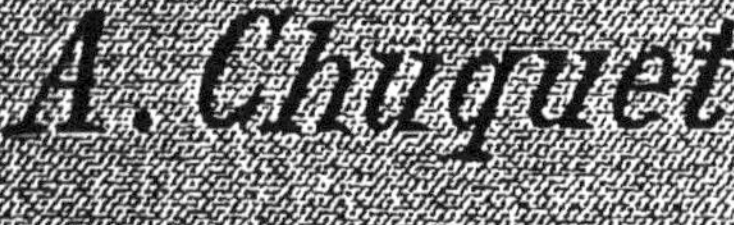

A. Chuquet

Introduction
par G. Daremberg

PARIS
MASSON & Cie

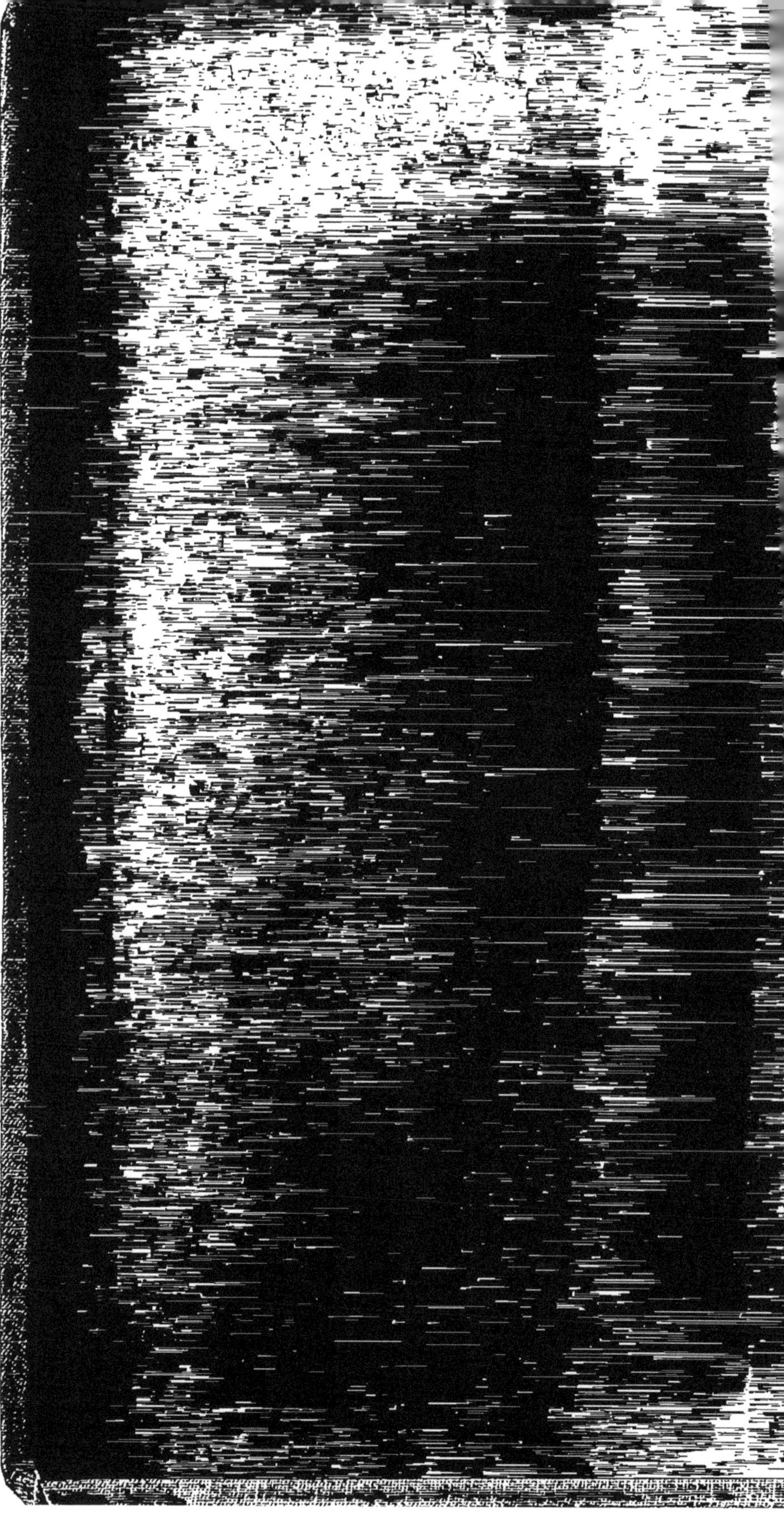

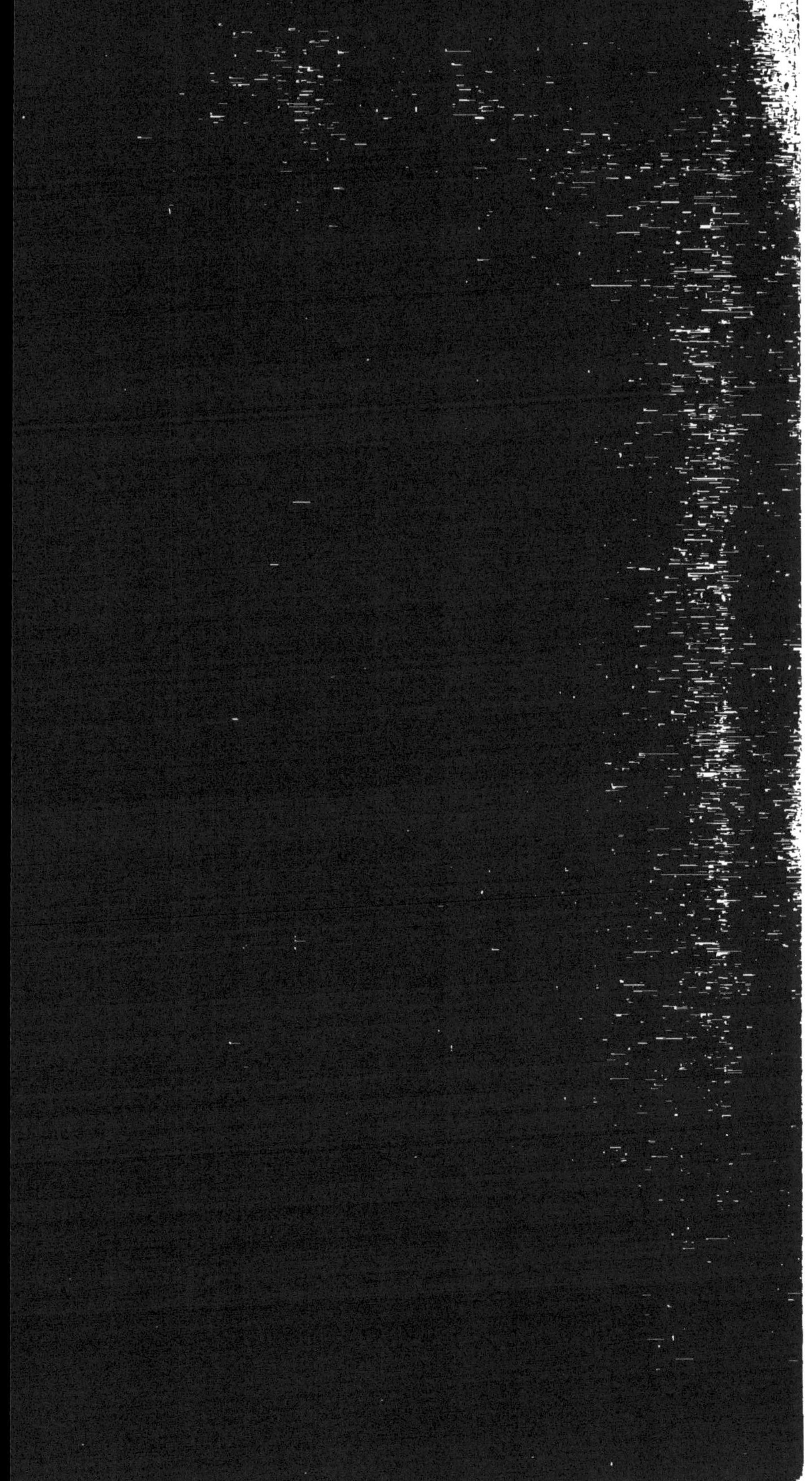

L'HYGIÈNE

DES

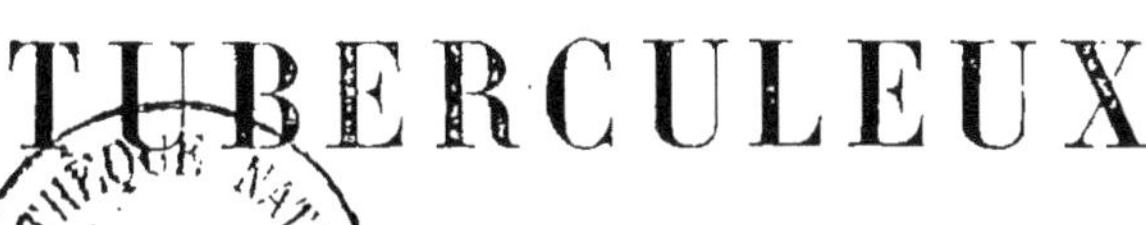

VOLUMES PUBLIÉS OU EN PRÉPARATION :

Hygiène du goutteux (Prof. A. PROUST et Dr A. MATHIEU).
Hygiène des asthmatiques (Dr BRISSAUD).
Hygiène de l'obèse (Prof. A. PROUST et Dr A. MATHIEU).
Hygiène du syphilitique (Dr BOURGES).
Hygiène et thérapeutique thermales (Dr DELFAU).
Les cures thermales (Dr DELFAU).
Hygiène du neurasthénique (Prof. PROUST et Dr BALLET).
Hygiène des albuminuriques (Dr SPRINGER).
Hygiène du tuberculeux (Drs DAREMBERG et CHUQUET).
Hygiène de la bouche (Dr CRUET).
Hygiène des Maladies du cœur (Dr VAQUEZ.)
Hygiène des dyspeptiques (Dr LINOSSIER).
Hygiène thérapeutique des maladies de la peau (Dr BROCQ).

Goulommiers. — Imp. PAUL BRODARD. — 514-98.

BLIOTHÈQUE D'HYGIÈNE THÉRAPEUTIQUE

Dirigée par le professeur PROUST

L'HYGIÈNE

DES

TUBERCULEUX

PAR

A. CHUQUET

Ancien interne des hôpitaux de Paris, Médecin consultant à Cannes

PRÉCÉDÉ D'UNE INTRODUCTION

PAR

G. DAREMBERG

Correspondant de l'Académie de Médecine

PARIS

MASSON ET Cie, ÉDITEURS

LIBRAIRES DE L'ACADÉMIE DE MÉDECINE

120, BOULEVARD SAINT-GERMAIN

1899

INTRODUCTION

PAR

G. DAREMBERG

Correspondant de l'Académie de Médecine

Depuis quatre ans je promets de faire ce livre : *l'Hygiène des Tuberculeux*. Aucun sujet ne m'eût été plus agréable à développer. Malheureusement différents travaux expérimentaux m'en détournèrent pendant deux ans. Puis des circonstances imprévues m'empêchèrent de composer comme il doit l'être un ouvrage digne de la collection dirigée par M. le professeur Proust. Aussi ai-je été fort heureux de pouvoir confier ce travail à un médecin très instruit et très expérimenté, M. le Dr Chuquet, de Cannes. Il a bien voulu s'inspirer des principes d'hygiène thérapeutique que j'ai eu l'occasion de développer si souvent depuis dix ans et qui sont aujourd'hui adoptés par l'immense majorité des médecins. De plus en plus, on relègue les médicaments au second plan dans le traitement de la phtisie pulmonaire, tandis que les règles de l'hygiène sont chaque jour mieux spécifiées. Le livre de M. Chuquet montrera quels progrès ont été effectués dans ce sens pendant ces dernières années. Nul mieux que lui n'était autorisé à les exposer.

Dans ces courtes pages je joindrai mes efforts aux siens pour montrer combien il est urgent de combattre les causes de l'extension de la tuberculose par la voie de la contagion. Puis j'essaierai de méthodiser avec précision les règles de la vie hygiénique des tuberculeux, en insistant sur la cure de repos, que je crois avoir scrupuleusement méthodisée et que je dois défendre contre les attaques dirigées par un certain nombre de médecins. Le repos doit être la règle chez le tuberculeux; l'exercice ne doit être que l'exception; il sera parcimonieusement dosé. J'ai du reste vu, avec grand plaisir, cette règle adoptée par mes deux très distingués confrères, le Dr Letulle, dans son rapport lu au dernier congrès de la tuberculose, et le Dr Maurange, dans un récent travail publié par la *Gazette hebdomadaire de médecine*.

La lutte contre la tuberculose a été entreprise

depuis plusieurs siècles. Nos maîtres croyaient fermement à la contagiosité de la phtisie pulmonaire. Les grandes municipalités du sud de l'Europe avaient promulgué des arrêtés draconiens concernant l'isolement des tuberculeux et la désinfection des locaux occupés par eux. Au XVIIIe siècle, en Provence, personne ne se servait des draps de lit, du linge et des objets de toilette ou de table qu'ils utilisaient pendant leur vie. Après leur mort, on grattait les murs de leur chambre, on les crépissait à neuf, on lavait le carrelage, le dallage ou le parquet; on brûlait leur linge. On exposait au grand air pendant une année les meubles et les tapisseries de leur logement.

Malgré les savantes démonstrations de grands médecins, tels que Morton, Morgagni, Valsalva, cette notion de la contagiosité de la phtisie se perdit peu à peu parmi les médecins, pour demeurer seulement parmi les peuples méridionaux, qui ont toujours continué à redouter la transmission de cette terrible maladie.

Le sentiment populaire, écho fidèle des traditions, avait raison contre les nouvelles théories médicales. Les médecins modernes niaient énergiquement la contagion de la phtisie, quand, en

1865, Villemin, par des recherches expérimentales conduites avec une sagacité parfaite et une précision absolue, établit que la tuberculose est contagieuse. L'admirable découverte de notre compatriote ne fut cependant pas agréée par les médecins français de ce temps. Je me souviens encore de l'étonnement attristé qui accueillit à l'Académie de médecine, en 1883, ma première communication intitulée : « Quelle place doit occuper la tuberculose parmi les affections contagieuses? » Et cependant Robert Koch, de Berlin, venait de découvrir le microbe de la tuberculose; il venait d'isoler l'agent du contage et de monter un degré de plus sur l'échelle de la vérité découverte par Villemin.

Depuis ce temps, l'Académie de médecine a fait de grands progrès, et nous avons été heureux de la voir unanimement applaudir le beau rapport de M. le professeur Grancher, présenté au nom d'une commission nommée pour étudier les moyens d'éviter la propagation de la tuberculose par la contagion.

D'après les statistiques contemporaines admises et vérifiées par M. Grancher, la tuberculose atteint le quart des individus qui composent une génération, et en tue au moins un sixième. Elle est donc plus meurtrière que toutes les autres maladies épidémiques et contagieuses réunies. Elle est la grande lèpre qui ronge l'humanité en cette fin de siècle. Ce fléau est le grand balai qui nettoie le genre humain et fait disparaître les scories qui l'encombrent. Il est aidé dans son œuvre par la dégénérescence de la race qui est due à plusieurs causes rendues fatales par les progrès de la civilisation et de l'industrie. L'ouvrier des villes s'entasse de plus en plus dans des ateliers et des usines. Sa journée terminée, au lieu de se reposer, il s'amuse et boit. On comprend très bien que les êtres poursuivis par le malheur noient leurs peines et leur désespoir dans le vin ou les liqueurs. Et il faut répéter avec Balzac : « La misère des autres me serre le cœur. Je ne juge jamais les malheureux » (Lettre à Madame de Hanska, 7 novembre 1837). Mais il faut flétrir ceux qui gagnent suffisamment leur vie pour ne pas être malheureux et n'ont pas l'excuse de chercher dans l'alcoolisme une compensation à leurs déboires.

Les gens aisés sont moins souvent alcooliques que ne le sont les pauvres, mais ils ne savent plus guère mener une vie raisonnable, partagée également entre le repos et le travail. Ils travaillent tout autant et même plus qu'autrefois, parce que les ambitions, les désirs, les appétits sont chaque jour plus ardents et qu'il faut de l'argent, toujours plus d'argent. Il en faut beaucoup pour payer tous les plaisirs qui sont aujourd'hui une nécessité de la vie des plus modestes ménages. On s'use par le travail exagéré, par le plaisir exagéré et aussi par le sport exagéré. Notre race n'est nullement entraînée, comme l'est la race anglaise, aux violents exercices corporels. En outre les nouveaux sportsmen ne savent pas être sobres et sages, comme le sont les professionnels. Aussi, pendant ces dernières années, nous avons pu voir un grand nombre de jeunes gens pratiquant le cyclisme, le tennis ou le canotage d'une façon exagérée, devenir phtisiques. Ces oisifs, incapables de mener la vie sportive, ils devraient se marier avec une femme qui les retiendrait à la maison, ou émigrer dans les colonies où les sports ne sont ni faciles à exécuter, ni entretenus par une sotte vanité.

La race actuelle est aussi préparée à être cueillie par le tubercule, grâce aux progrès de l'hygiène et au développement de l'amour maternel. On élève dans du coton une foule d'enfants délicats qui n'auraient pas dû vivre, si on ne les avait pas défendus artificiellement contre la mort. Mais la phtisie les guette, puis les étreint quand ils deviennent adultes et négligent les précautions familiales qui leur avaient permis de résister à l'envahissement des germes tuberculeux sommeillant dans leur corps. Pendant qu'on choye ces êtres malingres, on n'en a pas d'autres, parce que l'élevage des enfants délicats coûte trop cher pour qu'on puisse s'offrir le luxe d'en avoir plus d'un ou deux. Autrefois on en avait 8 ou 10; la moitié mourait en bas âge, et les autres, assez résistants pour survivre, devenaient des êtres bien portants.

La tuberculose, loin de diminuer, voit s'accroître le nombre de ses victimes, parce que les cas de morts par les maladies contagieuses diminuent sans cesse. La variole est combattue par la vaccine animale; le croup par le serum antidiphtérique; la fièvre typhoïde par la bonne eau; la rougeole, la scarlatine, les oreillons par les mesures de désinfection. Aussi tous les enfants débiles qui auraient été, dès le jeune âge, la proie de ces affections épidémiques ou contagieuses, sont très souvent plus tard la proie de la tuberculose. La mort ne lâche pas facilement les victimes qui lui sont désignées. Elle fait son bilan, et ce qu'elle perd d'un côté, elle s'efforce de le rattraper d'un autre.

Enfin, si l'on n'écoute pas les très sages avis de M. le professeur Grancher, nous verrons la phtisie pulmonaire faire de nouveaux progrès, parce que tous les Français, devant être soldats, iront puiser à la caserne les germes de la tuberculose.

La caserne est un milieu éminemment favorable à l'éclosion ou à l'évolution hâtive de la phtisie. D'abord le soldat est à l'âge où la maladie a la plus grande tendance à envahir l'organisme. Puis il vit à l'état d'agglomération en ville, tandis qu'il est généralement habitué à vivre isolément aux champs. Sa nourriture diffère de celle du paysan; elle contient beaucoup moins de corps gras animaux, tels que ceux du lard ou des poissons, et de graisses végétales, telles que celles des fruits ou graines à huile et des farineux. Or nous savons que l'aliment du travailleur des champs est beaucoup moins la viande que la graisse. Aussi, les travaux des soldats étant effectués presque toujours en plein air, nous conseillons aux commandants d'augmenter sérieusement la ration alimentaire de corps gras variés, et de ne pas augmenter la ration alcoolique, surtout pendant les périodes d'exercices et de manœuvres. Ils rendront ainsi leurs hommes beaucoup plus résistants à la fatigue et aux intempéries. Ils les rendront moins aptes à voir leurs tubercules latents se développer, s'ils sont déjà imprégnés de tuberculose à leur entrée au régiment; et moins aptes à être contagionnés par des voisins tuberculeux, s'ils sont jusqu'ici indemnes de tout germe.

La tuberculose peut en effet se développer par contagion directe, en respirant des poussières ou des gouttelettes d'eau chargées de débris de crachats. Elle peut aussi se révéler brusquement ou progressivement chez les individus qui portent en eux des bacilles tuberculeux acquis héréditairement depuis la naissance, ou ultérieurement par contagion. Chez eux les bacilles n'ont pas prospéré, parce que leurs tissus, leur sang, tous leurs liquides nourriciers étaient en trop bon état pour se laisser envahir par ces parasites. Ils étaient jusque-là les plus forts dans la lutte que l'homme livre sans cesse contre la maladie. Mais s'ils supportent mal les travaux militaires auxquels ils ne sont pas accoutumés, s'ils ne trouvent pas dans l'alimentation ordinaire la quantité de graisse nécessaire pour réparer leurs pertes organiques, si l'aération de leurs dortoirs est défectueuse, leurs tissus, leurs liquides nourriciers n'ont plus une constitution, une armature chimique suffisante pour repousser le bacille tuberculeux, et ils deviennent la proie de la maladie.

Ceux qui, indemnes de toute tare tuberculeuse héréditaire ou acquise, sont contagionnés par leurs voisins tuberculeux, n'auraient peut-être pas, eux non plus, été atteints par ce néfaste contage, s'ils n'avaient pas été déprimés par toutes ces causes d'affaiblissement organique si dangereuses au moment de la croissance ultime, qui ne se termine presque jamais avant 22 ou 23 ans.

En effet, on devient apte à fournir un bon milieu de culture aux microbes. Nous avons bien souvent l'occasion d'être contagionnés, et cependant nous sommes rarement atteints, parce que rarement nos milieux intérieurs, liquides et solides, présentent les conditions physico-chimiques nécessaires au développement et à la pullulation des bacilles tuberculeux. Ces conditions, d'origines si variées, se résument toujours en la misère physiologique.

Le malade fait alors sa maladie virulente, mais il ne la fait pas tout seul; il lui faut un microbe.

Ce microbe sera indifférent, atténué, ou très virulent, selon les qualités physico-chimiques essentiellement changeantes des milieux organiques qui l'accueilleront. Si le bacille de la tuberculose tombe dans un milieu qui ne lui est pas favorable, il ne se développe pas. Si ce milieu est insuffisant, il se cantonnera dans quelque organe peu congestif, tel qu'un ganglion lymphatique, et la tuberculose restera latente, attendant une occasion favorable pour se développer. Si le milieu est absolument favorable, la tuberculose éclatera rapidement. Chez le même individu, à diverses phases de la vie, selon son état de résistance ou d'épuisement, on pourra voir ses milieux organiques se modifier tour à tour dans le sens de l'atténuation ou dans le sens de la virulence, c'est-à-dire subir successivement des périodes d'arrêt ou de poussée de la maladie.

Si la contagiosité du microbe de la tuberculose dépend le plus souvent des qualités physico-chimiques du terrain dans lequel il s'introduit, elle peut aussi dépendre des propriétés vitales, c'est-à-dire virulentes de ce microbe. Si on absorbe par la respiration ou par l'alimentation des bacilles tuberculeux desséchés au soleil, comme le soleil tue les bacilles en quelques heures, on a les plus grandes chances de ne pas être attaqué par eux. Dans ce cas ils meurent où ils s'attachent. Mais si l'on absorbe des poussières solides ou des gouttelettes de salive provenant de crachats fraîchement éliminés ou déposés dans quelque coin abrité du soleil, on sera fatalement empoisonné, si on a la moindre disposition à bien accueillir le bacille tuberculeux.

Il faut non seulement défendre aux tuberculeux de cracher à terre, mais aussi les empêcher de tousser violemment; les éclaboussures liquides lancées par la toux sont très virulentes. C'est par elles que les vacheries sont contaminées, car les vaches ne crachent pas. J'ai vu malheureusement des tuberculeux, même lès mieux élevés, qui vous toussent à la figure et vous éclaboussent comme de vulgaires portefaix. Il faut donc apprendre aux tuberculeux à tousser proprement, et surtout à ne tousser que pour expulser leurs crachats dans un récipient. L'on verra que toutes les formes de la lutte contre la contagion de la tuberculeuse sont des formes de la lutte contre la malpropreté et l'inconvenance.

Est-il un acte plus malpropre que celui qui consiste à cracher par terre? Cependant les fumeurs crachent un peu partout, et les non-fumeurs les imitent parce que c'est commode. M. Grancher, après bien d'autres, fait la guerre aux crachats; il la fait avec tant d'ardeur, de conviction, d'armes surabondantes, qu'il parviendra certainement à modifier nos mœurs malpropres. Il a accompli avec le plus grand succès la belle tâche qui lui avait été confiée. Il a exposé les récentes conquêtes de la microbiologie et de l'hygiène moderne avec toute l'autorité qu'il a puisée dans ses beaux travaux antérieurs. Aussi a-t-il créé un grand nombre de prosélytes autour de lui à l'Académie de médecine. On a approuvé unanimement l'emploi obligatoire du crachoir de poche. C'est un grand progrès, car en août 1889, quand j'ai présenté à cette même Académie le crachoir de poche inventé par Detweiler, le Directeur du Sanatorium de Falkenstein, presque tous les membres présents se sont mis à rire; ils trouvaient dégoûtant de cracher dans une bouteille que l'on gardait dans sa poche! Et à cette époque, l'Académie refusa de prescrire aux tuberculeux, comme je le demandais : 1° de recevoir chez eux leurs crachats dans un vase contenant de l'eau; 2° au dehors, de les introduire dans une bouteille contenant de l'eau; 3° de porter à l'ébul-

2

lition dans un bain-marie les crachoirs et bouteilles avant de les vider.

En neuf ans, l'éducation de l'Académie s'est faite peu à peu. M. le professeur Grancher aura grandement contribué à obtenir cet important résultat. Il a eu raison des scrupules antiscientifiques qui empêchèrent autrefois cette trop prudente compagnie de répandre dans le public une instruction proclamant la contagion de la tuberculose par les crachats. Heureusement les journaux et les livres sont plus puissants que toutes les académies réunies. Nos confrères de la presse et nous, nous avons fait ce que l'Académie n'osa pas faire. Nous avons pendant des années dit et répété que les crachats tuberculeux étaient les agents principaux de la propagation de la tuberculose, surtout dans les grandes agglomérations : administrations, écoles d'adultes, ateliers, casernes. Le public sait tout cela aujourd'hui, mais il continue à cracher par terre, parce qu'il n'aime pas à se gêner.

Et puis souvent le tuberculeux ne sait pas qu'il est tuberculeux. Il ignore combien ses crachats sont dangereux. S'il savait qu'il répand la mort autour de lui, il prendrait certainement la précaution de se servir d'un crachoir de poche. Aussi

M. le professeur Grancher insiste-t-il avec grande raison sur deux points très importants de la pratique médicale : 1° on doit savoir diagnostiquer la phtisie pulmonaire dès le premier début de la maladie; 2° on doit prévenir le malade qu'il est au début de cette terrible maladie, si curable à la période initiale.

Nul mieux que M. Grancher n'était préparé à conseiller d'établir le diagnostic précoce de la tuberculose du poumon, car il a autrefois exécuté des recherches très remarquables, permettant de faire cette constation hâtive par des signes très délicats d'auscultation et de percussion des sommets de la poitrine. Grâce à lui nous pouvons apprécier de légères modifications dans l'intensité, dans l'ampleur du murmure respiratoire et dans la sonorité des portions du poumon situées sous les clavicules. Ces symptômes primitifs, que les praticiens expérimentés reconnaissent facilement, permettent de diagnostiquer la phtisie débutante, avant l'apparition des crachats, de l'amaigrissement, de la perte des forces et de l'appétit.

Mon ami le Dr Chuquet et moi nous avons souvent aussi pu faire le diagnostic précoce de la tuberculose par le seul examen régulier de la température du corps. Un malade vien trouver le médecin en se plaignant de trouble dyspeptiques; il digère mal depuis plusieurs moi il a une petite toux sèche, rien de plus; pas l moindre fièvre apparente. Si on se contente d lui faire prendre sa température en se couchan on la trouve normale, 36°,8 à 37°. Mais si on l demande de prendre cette température tous l matins au lit et toutes les après-midi entre quat et cinq heures, on voit qu'il a le matin 36° et 37°,7 l'après-midi ; soit un écart d'un deg et demi entre les températures maxima et m nima. Or, j'ai constaté que la fièvre, quoiqu non apparente, était réelle, quand l'écart ent les températures extrêmes de la journée dépa sait 7 à 8 dixièmes, quelque bas que fussent c extrêmes.

Non seulement la température est trop élev chez les malades, mais encore elle est déséquil brée. Faites étendre sur une chaise longue l patient qui a 37°,7 à cinq heures. Après s'êt maintenu pendant 10 à 15 minutes dans la pos tion horizontale, il n'a plus que 37°,2 à 37°,3. C nouveau signe de température déséquilibrée e vraiment caractéristique de la tuberculose et m souvent servi à diagnostiquer le début de cet

nfection chez des malades qui semblaient être
atteints de simple grippe.

Il faut aussi ne pas oublier que souvent, chez
es rhumatisants et les goutteux, la tuberculose
ou une rechute de tuberculose débute par un
engraissement trompeur. Le malade fait de la
nauvaise graisse; il n'assimile plus bien ses ali-
nents; il est atteint de cet état physico-chimique
que M. le professeur Bouchard a très heureuse-
nent appelé ralentissement de la nutrition. Il ne
nourrit plus suffisamment ses cellules : mais il
offre un excellent aliment aux bacilles tubercueux. Aussi il faut se méfier des tuberculeux
gras et savoir les dépister. Ils vivent ordinaire-
nent assez longtemps avec leur tuberculose,
nais ils ne guérissent presque jamais, parce
u'étant atteints de ralentissement de la nutri-
ion, ils ont de la graisse dans les artères et
ans les reins. Aussi ils ne peuvent pas supporter
a suralimentation. Ils sont incapables de brûler
n excès d'aliments, qui les empoisonne, si l'on
nsiste sur cette pratique hygiénique, si utile chez
'autres tuberculeux à leur restauration orga-
ique.

On voit donc combien l'étude de la tuberculose
ulmonaire est difficile, hérissée de complications

imprévues, de faits en apparence contradictoires; combien il faut avoir soin d'éviter les formules toutes faites et les traitements immuables. Il faut bien se garder de croire qu'infailliblement « un tuberculeux dont le poids augmente est un tuberculeux qui s'améliore, et qu'un tuberculeux ne saurait être considéré en amélioration tant que son poids ne s'accroît pas ». Il existe au contraire des tuberculeux qui guérissent sans engraisser, et d'autres tuberculeux qui ne vont jamais plus mal que lorsqu'ils s'engraissent par une suralimentation exagérée, qui les affaiblit au lieu de les fortifier. On constatera ce fait surtout chez les phtisiques dont le poids augmente trop rapidement, de 10 à 12 kilos en cinq ou six mois Aussi je proscris absolument ces concours d'engraissement auxquels se livrent quelques malades désœuvrés dans les sanatoria. On ne refait pas un tuberculeux, comme on fait un animal de boucherie.

Il n'existe qu'un principe sur lequel tous les médecins doivent être d'accord en présence de tous les tuberculeux. C'est la nécessité absolue sans aucune restriction, de dire au malade qu'i est atteint de tuberculose débutante, quand le médecin a le bonheur d'être consulté à ce moment

Un tel tuberculeux averti est un malade à moitié guéri. Dès que le praticien est fixé sur la nature du mal, il doit dire toute la vérité à son malade, sinon il lui fait perdre toutes les chances sérieuses de complète guérison. Mais, comme je le répète depuis dix ans, cet aveu ne doit pas être brutal. Au moment où il fait cette déclaration, le médecin traitant ou consultant sera doublé d'un diplomate. Les malades pusillanimes doivent être ménagés et entraînés peu à peu vers la vérité; cependant il faut se hâter le plus possible de leur ouvrir les yeux. Car, dans le traitement de la phtisie pulmonaire, il n'y a pas une heure à perdre et pas une faute à commettre.

Il est bien évident qu'il est inutile de dire la vérité à un malade n'ayant plus de chance de guérir. La connaissance de cette vérité ne pourra lui être d'aucun secours : il est trop tard. Celui-là, il faut le tromper, le bercer sans cesse avec de douces paroles, de fallacieuses explications. Le mensonge consolateur soulage plus le malade que tous les remèdes de la pharmacie. Il déchire devant lui le rideau bornant l'horizon de la triste réalité et lui permet de contempler jusqu'à son dernier jour le mirage de la mer bleue de l'espérance.

Quand on institue le traitement de la tuberculose déclarée, il faut toujours être guidé par les principes de la médecine traditionnelle : refaire le terrain du rhumatisant, du goutteux, du lymphatique, du nerveux, de l'épuisé, qui est devenu tuberculeux. Quand on s'attache à la prophylaxie de la tuberculose, qui tend à éviter la naissance de la maladie, il faut à la fois refaire le terrain, détruire les germes de la maladie et supprimer les occasions d'être contaminés par eux.

Pour refaire le terrain de la race actuelle, le moraliste, le médecin, l'hygiéniste, l'homme politique et le financier doivent se liguer afin de supprimer la débauche, l'alcoolisme, la vie dans l'air confiné ou méphitique, l'alimentation insuffisante, les fatigues exagérées causées par l'excès des travaux, des plaisirs ou des sports. Il faudra des années et peut-être des siècles, des millions et peut-être des milliards, pour atteindre des résultats aussi multiples et aussi complexes. Aussi, tout en travaillant progressivement à ce but idéal de la réfection de la race, il importe actuellement de concentrer toutes nos forces sur une œuvre plus facilement réalisable : la destruction des germes tuberculeux et la suppression des occasions d'être contaminés par eux.

La vache étant très souvent tuberculeuse, il

faut faire bouillir le lait que l'on boit et faire cuire à fond la viande que l'on mange. Cette pratique est généralement adoptée en France. En outre, grâce aux efforts de MM. Nocard et Arloing, on commence à prendre l'habitude de pratiquer aux vaches des injections de tuberculine. Si cette injection fait monter la température de leur corps, on les livre à la boucherie, parce qu'elles sont alors atteintes d'une tuberculose débutante. Leur viande n'est pas nuisible, mais leur lait pourrait l'être. Dans l'alimentation, il importe surtout de faire cuire à fond le foie, le ris de veau, la cervelle, les tripes, les rognons des divers animaux, qui sont assez fréquemment le siège de tubercules ou de kystes vermineux. Nous parlons ici non seulement des grands animaux, comme les bœufs, les vaches, les chevaux, les moutons, les porcs, mais aussi des petits animaux, tels que les lapins, les volailles et les oiseaux comestibles.

Après nous être ainsi mis à l'abri du contage tuberculeux renfermé dans le corps des animaux, il importe de nous soustraire à l'action nocive du tubercule humain. C'est contre ce genre de contagion que s'est surtout attaqué M. le professeur Grancher dans ses communications successives à l'Académie de médecine. Il a spécialement étudié, avec une précision minutieuse et une impartialité irréductible, les dangers que peuvent courir actuellement les soldats, c'est-à-dire tous les jeunes Français, dans les casernes.

« L'armée, nous dit M. Grancher, est une école de discipline, et il semble que nulle part il soit plus facile d'obtenir le respect des lois de l'hygiène, ces lois une fois connues et promulguées par les chefs. Cependant, malgré les efforts du corps de santé et du commandement, auxquels il convient de rendre hommage, il n'est que trop facile de constater souvent un grand écart entre le règlement, la circulaire, l'instruction, la théorie enfin et la pratique. Les meilleures choses sont dites, écrites, recommandées, mais elles ne s'exécutent pas toujours. » M. Grancher nous prouvera en effet que l'hygiène de l'armée est loin d'être ce qu'elle devrait être. Aussi la tuberculose n'a nullement diminué chez elle pendant ces dernières années. Les circulaires sont aussi belles que réitérées, mais elles demeurent des monuments morts, parce que personne n'a vraiment à cœur de les faire vivre. Les officiers comprennent rarement l'importance des prescriptions minutieuses de l'hygiène moderne. Et puis on a tant de choses à faire, à ordonner, à surveiller, qu'on n'a aucune envie de fixer son attention sur les exigences des médecins, qui chaque jour deviennent plus envahissantes. Si, par hasard, les officiers ont compris la nécessité de préserver leurs hommes de toute chance de contagion, ces hommes, qui sont de grands enfants, trouvent ridicules et assommantes les recommandations qui leur sont faites et même les ordres qui leur sont donnés dans l'intérêt de leur santé. Et alors ils s'amusent à ridiculiser les pratiques qu'on leur recommande. Si on leur ordonne de cracher dans un crachoir, ils s'empressent de cracher partout ailleurs que dans ce vase. Si on leur prescrit de laver le plancher avant de le balayer, ils se font un malin plaisir de l'humecter après le balayage, ou bien ils se contentent de promener un filet d'eau qui inscrit sur la poussière des sentences patriotiques ou sentimentales.

Aussi M. Grancher, pour défendre les jeunes soldats contre toutes les défaillances et les désobéissances dangereuses, demande tout d'abord que les soldats cracheurs soient éliminés des chambrées. Les circulaires ont bien ordonné de réformer les tuberculeux qui crachent. Mais certains hommes, durs à eux-mêmes ou timorés, hésitent à se faire examiner par le médecin. Leur état général étant bon, leur appétit excellent, ils craignent d'être punis parce qu'on pourrait les considérer comme des « carottiers », comme des paresseux qui désirent se faire exempter du service sans de bonnes raisons. Les médecins militaires qui ont répondu à M. le professeur Grancher ont dit que de pareils cas ne pouvaient exister, puisque l'instruction ministérielle du 30 mars 1895 prescrit que « les hommes atteints de maladies des voies respiratoires doivent être conduits d'office à la visite du médecin ». L'un d'eux, M. Kelsch, affirmait à la tribune de l'Académie « que les tuberculeux sont éliminés des rangs de l'armée au premier soupçon de leur affection ».

Cette affirmation est, hélas! erronée. M. Grancher l'a montré surabondamment. Il a sagement agi, car il importe de montrer aux médecins militaires et aux différents dépositaires du commandement que le public commence à s'inquiéter de l'hygiène défectueuse des chambrées. De l'enquête instituée par M. Grancher, il résulte que dans un grand nombre de casernements les crachoirs n'existent pas, que les tuberculeux valides restent à la chambrée et crachent autour de leur lit, que les poussières du plancher retombent sur le pain des soldats et sur leurs effets d'habillement, puisqu'on balaye pendant que les militaires font leur toilette matinale.

Les exemples cités par M. Grancher sont assez nombreux, assez irréfutables pour que les pères et les mères de famille s'associent à la campagne de réformes hygiéniques à laquelle l'Académie de médecine a été entraînée par le savant professeur. On ne surveille pas assez les soldats cracheurs et tousseurs. Les sous-officiers chargés du service devraient envoyer à la visite toutes les semaines les tousseurs et les cracheurs. Les médecins devraient les examiner avec cette attention minutieuse qui seule sait dépister les signes peu manifestes de la phtisie débutante. Et d'abord il faudrait apprendre aux élèves de l'école du Val-de-Grâce comment on fait le diagnostic précoce de la phtisie. Il ne suffit pas de savoir reconnaître des bacilles tuberculeux dans les crachats. Il faut encore savoir interpréter les ressources délicates de la percussion et de l'auscultation. On devrait prier M. le professeur Grancher de faire chaque année au Val-de-Grâce une ou deux leçons sur le diagnostic précoce de la phtisie pulmonaire. On rendrait ainsi un véritable service aux jeunes générations futures. Car le jour où l'armée sera complètement vidée de tuberculeux tousseurs et cracheurs, elle n'offrira plus aucun danger de contagion tuberculeuse.

Mais en attendant ce résultat, que l'on pourra seulement obtenir en plusieurs années par l'éducation des médecins militaires et des officiers, M. Grancher demande avec raison que l'on force les soldats à cracher dans des crachoirs convenablement disposés et qu'on nettoye les chambrées, non pas en les balayant à sec, mais en les frottant avec une serpillière mouillée. Les chefs de la médecine militaire nous disent bien que ces pratiques sont exécutées. Mais l'enquête faite par M. Grancher auprès des jeunes internes des hôpitaux qui viennent de faire leur service militaire montre qu'elles sont généralement abandonnées ou méconnues.

Leurs récits montrent qu'à la caserne on est encore bien loin d'adopter les deux pratiques tutélaires de la santé du jeune soldat : 1° recueillir et détruire les crachats; 2° laver au lieu de balayer les planchers. Si ces deux desiderata, si simples à formuler, pouvaient être réalisés par un coup de baguette magique, partout où se trouvent des tuberculeux, on verrait la phtisie décroître rapidement. Il faut agir promptement parce que ce fléau, loin de décroître, ne fait que progresser, tandis qu'autour de lui toutes les autres maladies contagieuses perdent rapidement du terrain.

Partout où les mesures de propreté sont rigoureusement prises d'une façon permanente, on ne constate pas la contagiosité de la tuberculose. A l'hôpital anglais de Brompton, à l'hôpital allemand de Magdebourg, spécialement consacrés à la cure de la tuberculose, on n'observe aucun cas de cette maladie chez les infirmiers et les infirmières. Il en est de même dans les sanatoriums de Görbersdorf et de Falkenstein, où les phtisiques aisés sont soignés depuis plus de vingt ans.

M. le professeur Landouzy a insisté devant l'Académie sur les dangers de contagion qui menacent les employés des ministères, des postes, des théâtres, des grands magasins, vivant au milieu de la poussière soulevée par les personnes de service et les visiteurs. Le regretté professeur Straus avait trouvé des bacilles de la tuberculose dans les narines de plusieurs membres du personnel de deux théâtres subventionnés. J'ai eu, du reste, à soigner plusieurs tuberculeux appartenant à l'un de ces théâtres.

Il importe donc de prendre les plus grandes précautions dans de telles agglomérations. Comme on ne peut pas, dans ces administrations, ainsi qu'on le fait dans l'armée, renvoyer les phtisiques dès le début de leur maladie, on doit interdire formellement de cracher par terre et imposer l'usage du crachoir de poche. Il en sera de même dans les grandes écoles d'adultes et dans les ateliers d'hommes ou de femmes. Il faut absolument que l'usage de crachoirs de poche entre dans les mœurs. On fabrique un grand nombre de modèles de ces instruments; chacun choisira celui qui lui plaira le mieux. Il en existe pour tous les goûts et pour toutes les bourses, de grandeur, de forme et de capacité variées. Les médecins doivent en imposer l'usage à leurs malades.

Si tous les tuberculeux crachaient dans leur crachoir de poche au lieu de cracher par terre ou dans un mouchoir, et si l'on avait soin de désinfecter les crachats et les crachoirs, en les traitant par l'eau phéniquée, une solution acide de sublimé corrosif, ou l'eau bouillante, on n'observerait plus de cas de contagion tuberculeuse dans les agglomérations et dans les familles, hélas! si nombreuses, qui possèdent un tuberculeux.

Le médecin doit faire l'éducation de ses malades à ce sujet, mais il importe que cette éducation soit donnée à tous. Aussi recommandons-nous aux pouvoirs publics d'obtenir la conviction des hommes ayant la direction d'autres hommes : instituteurs, directeurs de collèges et de grandes écoles laïques ou congréganistes, maires, curés, hôteliers. Partout où on donne des cours publics, nous voudrions que quelques leçons fussent consacrées à l'étude de la propreté, de la vraie propreté qui se confond avec l'hygiène. Il faudrait que de telles leçons fussent faites à la future école d'hôteliers français qui devra être fondée sur le modèle de l'école d'hôteliers suisses, instituée à Ouchy.

Malgré les récriminations de quelques esprits compliqués, la lutte contre la contagion de la phtisie pulmonaire est surtout une question de crachats et de crachoirs. On peut la résoudre sans frais et sans tracasseries. Concentrons nos efforts sur ce point précis. Et puis, plus tard, quand la ville de Paris cessera d'être la proie de l'anarchie administrative, nous demandons que les braves ouvriers et les pauvres ouvrières devenus tuberculeux remplacent les escarpes, les escrocs et les cambrioleurs, les vitrioleuses et les infanticides dans le parc ombreux de Montesson et dans la villégiature fleurie des environs de Bourg-la-Reine.

En parlant de la phtisie pulmonaire, on a dit bien souvent qu'il était plus simple de la prévenir que de la guérir. Cette proposition exprime un but idéal que nous sommes encore loin d'atteindre. Mais fort heureusement, quand nous n'avons pas pu prévenir, nous savons souvent guérir, grâce au traitement hygiénique dont les grandes règles ont été instituées par quatre éminents médecins. Brehmer, de Görbersdorf, et Bennet, de Menton, ont établi que le tuberculeux devait vivre au grand air, nuit et jour. Detweiler, de Falkenstein, commença à insister sur l'influence salutaire du repos à l'air. Debove, le savant professeur de notre Faculté, montra par quels procédés variés et intensifs les tuberculeux doivent se suralimenter.

Il a été nécessaire de formuler dans des cas particuliers des restrictions à ces règles, qui ne peuvent pas être immuables. Ainsi nous avons établi que les tuberculeux âgés et rhumatisants ne pouvaient, ne devaient même pas coucher dans une chambre dont la fenêtre est ouverte. Ils peuvent tout au plus entr'ouvrir la fenêtre de la chambre voisine de celle où ils couchent. Et même ils doivent tout fermer pendant la nuit, quand l'hygromètre indique que l'atmosphère est très humide et quand le baromètre fait pressentir que la pluie est menaçante. De tels malades ne devront pas non plus s'asseoir ou s'étendre sur le sol, sous les arbres. Ils devront faire leur cure de repos sur des chaises longues, installées dans des kiosques, sous des tentes, des galeries, des hangars. Ils doivent fuir le soleil direct, autant que l'humidité directe. Ils peuvent parfaitement vivre dans des pays très ensoleillés, mais à la condition de voir le soleil et de ne pas se faire toucher par lui. Ils peuvent aussi parfaitement vivre dans un climat humide, mais à la condition expresse d'éviter le sol et les arbres qui emmagasinent cette humidité.

Les tuberculeux goutteux ou rhumatisants devront réparer leur organisme délabré par une alimentation absolument spéciale : très peu de viande rouge, pas de poudre de viande, tandis que le tuberculeux ordinaire doit s'en gaver; ils devront donc se rabattre sur les œufs et la viande blanche : pas de vin, pas de bière, pas de liqueurs, boissons si utiles à tant de phtisiques; ils se contenteront donc de lait ou d'eaux minérales légèrement alcalines. Ils doivent adopter un régime qui les soutient sans les guérir. Ils pourraient bien digérer tous les aliments qui leur sont défendus, mais ils ne sauraient éliminer les déchets de la digestion par leurs émonctoires urinaires. En effet, chez eux « Rein ne va plus ». Et ce que nous disons des phtisiques goutteux et rhumatisants doit être répété pour tous les vieillards qui deviennent phtisiques.

Il est un certain nombre de malades qui, soignés même dès le début de leur maladie, ne guériront pas, quoi qu'on fasse. On peut dire que dans un tiers environ des cas de phtisie pulmonaire, les tuberculeux commencent leur maladie par la dernière période. Ils sont irrémédiablement condamnés, parce que dès que les premiers symptômes du mal se manifestent ostensiblement, l'infection a déjà sidéré le malade qui ne tolère aucune médication, aucune alimentation. Ces sujets ne supportent rien, parce qu'ils ne résistent à rien, pas plus à la maladie qu'aux remèdes.

Il existe au contraire des tuberculeux qui ont une résistance extraordinaire. Ils accumulent les fatigues sur les imprudences, et cependant ils ne meurent pas. Après chaque rechute, ordinairement caractérisée par des poussées congestives, accompagnées de forte fièvre et d'hémoptysies, ils deviennent sages pendant quelques mois, recueillent une nouvelle quantité d'éléments de résistance, puis les dépensent sottement et rechutent. Ils vont alors se reposer sur un pic ou dans un sanatorium, et dès qu'ils se sentent forts et vigoureux, vont fréquenter les restaurants, les théâtres et les casinos. Et ainsi pendant des années, jusqu'à ce que leur organisme soit complètement usé. Chez certaines personnes jeunes, hommes ou femmes, cette résistance atteint quelquefois des proportions extraordinaires. J'en ai vu qui, pendant plusieurs semaines, menaient à Nice ou à Monte Carlo la vie la plus désordonnée et la plus déprimante, avec des lésions très étendues et une fièvre dépassant 39°. Malgré cela, ces malades mangeaient très bien et auraient très bien dormi s'ils n'avaient été gênés par des transpirations matinales.

En général, du reste, les tuberculeux jeunes ont une résistance et un ressort considérables, mais il leur est très difficile de se bien soigner, parce que leur jeune âge les invite à toutes les tentations fatigantes. Les tuberculeux qui ont dépassé la quarantaine présentent au contraire une résistance et un ressort beaucoup plus faibles, mais en revanche ils ont une grande volonté de se bien soigner. Hélas! ces bonnes intentions ne sont pas souvent récompensées, parce qu'elles ne valent pas une vitalité intensive. « Si jeunesse savait, si vieillesse pouvait!... »

Les bons tuberculeux, ceux qui ont de la résistance et qui se soignent sagement, guérissent partout, dans tous les climats. Les mauvais tuberculeux, ceux qui sont usés avant l'âge, comme le sont les enfants issus de vieillards, ne guérissent nulle part, dans aucun climat.

Enfin les médecins expérimentés savent reconnaître les tuberculeux qui guérissent seulement dans certains climats; ceux qui devront vivre pendant toute l'année à la montagne; ceux qui devront passer l'hiver dans le Midi et l'été dans la montagne; ceux enfin qui pourront se contenter de vivre dans une campagne saine. Ces médecins devront oublier, dans le choix des climats conseillés aux tuberculeux, que l'on a divisé les résidences climatériques en sèches et humides. J'ai constaté depuis bien des années, chez un nombre considérable de malades, que ceux-ci se trouvent également bien dans les bons climats secs et dans les bons climats humides. Du reste les tuberculeux se trouvent généralement aussi bien à la montagne pendant l'été que pendant l'hiver. Or, pendant l'hiver, l'air de la montagne est très sec, tandis qu'il est très humide pendant l'été. Il faut donc abandonner ces clichés qui cachent notre ignorance. Il est probable que les atmosphères favorables aux tuberculeux, qu'elles soient sèches ou humides, contiennent toutes en infinitésimale quantité des substances volatiles qui agissent heureusement sur la nutrition. Aussi faudrait-il doser au bord de la mer et sur les hauts plateaux la quantité d'hélium, d'argon et autres gaz récemment découverts dans l'air. Nous devons toujours chercher à nous éclairer sur les causes des phénomènes que nous observons et fuir les explications banales. La cure de la tuberculose s'appuiera de plus en plus sur des données scientifiques précises, empruntées à la physique et à la chimie, sinon elle ne fera pas de progrès sensibles.

Le médecin des tuberculeux doit toujours avoir l'esprit en éveil. En voici un exemple. Dans une famille dont le père et la mère sont très bien portants, un enfant meurt de méningite tuberculeuse. Trois ou quatre ans après, un second enfant meurt encore de la même méningite. Et cependant, disent les parents, il n'y a pas de tuberculose dans la famille. Attendez, et si vous pouvez suivre attentivement les parents, vous verrez l'un d'eux devenir tuberculeux. Ainsi j'ai vu une mère très vigoureuse perdre deux jeunes enfants de tuberculose et ne devenir tuberculeuse elle-même que vingt ans après, à l'âge de quarante-cinq ans. Dans une autre famille dont le père et la mère étaient très valides et vivaient à la campagne dans d'excellentes conditions hygiéniques, les deux enfants meurent de méningite tuberculeuse entre neuf et douze ans. Comme le père avait été atteint autrefois de la syphilis, on l'accuse de tous les malheurs. Sa femme et tous ses parents le maudissent et, comme il devient tout à coup paralytique général, on le confie à des mercenaires bien assez bons pour soigner ce paria, cause de la désorganisation de la famille. Le malheureux meurt. Sa femme encore jeune, pense immédiatement à se remarier. Elle se fiance à un homme qui aurait certainement rendu heureuse la seconde partie de sa vie, quand, deux semaines avant la célébration du mariage projeté, elle est prise de douleurs de tête intolérables et peu à peu devient la proie de la méningite tuberculeuse. C'était elle, la pauvre femme, qui était la coupable, sans le savoir, et qui avait fait endosser à son mari des responsabilités dont il était fort innocent.

Il faut se méfier de ces cas de *tuberculose tardive* qui évoluent très lentement. Ceux qui sont atteints d'une telle forme de la maladie vivent très vieux et enterrent souvent tous leurs enfants. D'autres, après avoir enfanté des êtres tuberculeux, sont pris tout d'un coup, à un âge très avancé, d'une phtisie rapide. J'ai vu récemment un homme très vigoureux en apparence, de soixante-quinze ans, dont deux enfants étaient tuberculeux et luttaient depuis vingt ans contre leur tuberculose, avec des alternatives de succès et de revers. Il mourut en quelques mois d'une phtisie subaiguë. Aussi quand un enfant est ou a été tuberculeux dans une famille, d'apparence saine, craignez la tuberculose tardive chez l'un des parents. Dans ces cas, ce ne sont pas les enfants qui ont contagionné les parents; ce sont les enfants qui ont hérité de leurs parents d'une tuberculose latente que les descendants supportent moins bien que les ascendants.

Dans l'étude de la tuberculose, les médecins les plus expérimentés apprennent chaque jour quelque nouveauté qui leur avait échappé. La phtisiothérapie n'est bien pratiquée qu'à la suite d'une longue observation :

> Quiconque a beaucoup vu,
> Peut avoir beaucoup retenu.

Sans avoir la prétention de m'appliquer ce compliment du bon La Fontaine, je prendrai la liberté de préciser en quelques lignes les bases du genre de vie que les divers tuberculeux doivent mener s'ils veulent guérir. Ces notions pourraient être intitulées : *La journée des tuberculeux*; je dis des tuberculeux, car aucune formule hygiénique ne peut être appliquée à tous les phtisiques indifféremment. Chaque groupe doit être strictement différencié.

1° *Journée du tuberculeux sans fièvre, au début de la maladie.*

Cesser toute occupation fixe.

Habiter, selon ses préférences ou commodités : pendant l'hiver le Midi ou les altitudes; pendant l'été la montagne et une plage peu ventilée.

Se lever entre 8 h. 1/2 et 9 heures du matin; déjeuner avec un œuf ou un peu de viande froide, du café au lait, du chocolat ou du thé avec du pain et du beurre.

Se promener en flânant de 10 heures à 11 h. 1/2.

Se reposer dehors pendant une demi-heure avant le déjeuner. Pendant ce repos, être étendu sur une chaise longue ou assis sur un bon fauteuil et être plus couvert que pendant la marche.

Au déjeuner de midi, absorber un repas ordinaire auquel on joindra 100 à 200 grammes de viande crue, ou deux à trois cuillerées à soupe de poudre de viande.

De 1 heure à 4 h. 1/2, rester étendu à l'air sous un abri ou dans une chambre dont la fenêtre est ouverte. Pendant ce temps, on peut lire. A h. 1/2, absorber un ou deux œufs, ou du lait.

De 5 heures à 6 heures, faire une petite promenade en voiture ou à pied. Pendant l'hiver, lecture ou jeux de 5 heures à 7 heures.

Pendant l'été, repos à l'air jusqu'à 7 h. 1/2.

Prendre la température buccale tous les jours, ntre 4 h. 1/2 et 6 h., et si elle dépasse 37,3 ne as marcher pendant 24 heures. Cette règle sera pplicable au cas suivant.

Dîner ordinaire et se coucher à 9 heures.

Pendant la nuit, on peut absorber une tasse de ait.

2° *Journée du tuberculeux qui est convalescent d'une poussée aiguë, mais n'a plus de fièvre.*

Mêmes résidences que dans le cas précédent.

Se lever vers 9 h. 1/2 du matin.

Déjeuner à 8 h. 1/2 avec café au lait, thé ou potage, un œuf ou bien du pain et du beurre selon les préférences.

De 10 h. 1/2 à 11 h. 1/2, petite promenade à pied ou en voiture, ou bien s'étendre dans un jardin de 10 h. 1/2 à midi.

Au déjeuner de midi : 2 œufs, 200 grammes de viande crue, légumes et dessert selon les goûts; pas de café, pas de liqueurs, pas de vin pur. Vin avec eau, bière légère, ou cidre non mousseux.

Repos de 1 heure à 4 h. 1/2, comme dans le cas précédent, et mêmes occupations jusqu'à 7 h. 1/2.

Au dîner, volaille, poisson ou jambon; 2 œufs ou des légumes. Pas de dessert. Mêmes boissons qu'au déjeuner.

Se coucher à 8 h. 1/2. Boire une tasse de lait pendant la nuit.

3° *Journée du tuberculeux qui a une fièvre légère d'une durée quotidienne plus ou moins longue, donnant un écart de plus d'un degré entre le maximum et le minimum, soit 36°,2-37°,5.*

Mêmes résidences que dans les deux premiers cas.

A 8 h. 1/2, déjeuner avec du lait, ou du chocolat, avec du pain, sans beurre.

Le lever à 9 h. 1/2. Vers 10 h. 1/2, quand le temps n'est ni humide, ni venteux, ni trop chaud, faire deux fois par semaine une promenade en voiture d'une heure; se reposer un quart d'heure avant de déjeuner. Pendant la promenade, le malade peut descendre, s'asseoir sur un pliant ou sur un banc à l'abri du vent et du soleil. Être plus couvert le matin que l'après-midi, parce qu'à ce moment, le malade, sans avoir de vrais frissons, a la sensation de fraîcheur précédant l'éclosion de sa fièvre, qui se manifestera après son déjeuner.

Déjeuner entre midi 1/4 et midi 1/2; faire un bon repas composé de bifteck, côtelettes, gigot, roastbeef, purée de légumes, artichauts, choux-fleurs, pommes de terre bouillies, fromage. Eau rougie ou bière légère.

Sieste de 1 h. 1/2 à 4 h. 1/2. A 4 h. 1/2, 2 œufs ou 2 cuillerées à soupe de viande crue, ou de poudre de viande, avec un peu de thé ou de grog.

De 5 heures à 7 heures, lectures ou causeries.

A 7 h. 1/2 ou 8 heures, dîner. Viande blanche, poisson ou jambon, un légume ou une compote. Se coucher immédiatement après le dîner.

Si c'est possible, boire une tasse de lait pendant la nuit.

4° *Journée du tuberculeux dont la fièvre dépasse 38°.*

Même petit déjeuner que dans le cas précédent

Ne pas marcher, ne pas sortir en voiture. S'installer autant que possible dehors, sous un abri depuis 10 heures du matin jusque une heure avant le coucher du soleil. Puis repos à la chambre Alimentation comme dans le cas précédent. Pour pouvoir faire cette cure à l'air, il importe à de tels malades d'aller l'été dans la montagne et l'hiver dans le Midi, d'octobre à fin mai. Pour eux il est urgent de fuir l'humidité, surtout celle du soir Ils devront être complètement à l'abri du soleil Quand il seront étendus sur leur chaise longue leurs pieds ne devront même pas être frôlés par les rayons du soleil. Ils craindront le vent fort. mais pourront supporter, quelquefois avec avantage, une brise fraîche. Toutes ces précautions nécessiteront une orientation et une disposition spéciales des guérites, tentes ou kiosques qui les abriteront. Les guérites devront être facilement mobiles. Dans les tentes, les quatre pans de toile pourront être tirés, relevés ou abaissés alternativement. Il en sera de même des kiosques, ou bien ils devront être mobiles, sur pivot. Le tuberculeux doit pouvoir éviter le soleil ou le grand vent sans être obligé de se fatiguer, en se déplaçant.

Ces malades, après avoir passé l'hiver dans le Midi méditerranéen, pourront maintenant passer l'été dans la montagne sans être contraints de subir les fatigues d'un long voyage. A cinq heures de Cannes, de Nice et de Menton, existent deux stations alpestres dans lesquelles les malades trouveront des installations confortables et une sécurité médicale absolue. Ces deux stations sont Saint-Martin-Vésubie et Thorenc, que MM. Baury et Chuquet ont fort bien étudiées dans un travail récent (*Journal des Praticiens*, 16 juillet 1898.)

Comme ces malades sont obligés de quitter Saint-Martin ou Thorenc vers le 15 septembre, je leur conseille de séjourner jusque vers le 15 novembre dans les hôtels de Cannes ou de Menton situés sur les hauteurs qui entourent ces villes. J'espère que prochainement un chemin de fer funiculaire reliera le centre de Cannes au sommet de la Californie et que plusieurs hôtels bâtis sur ce sommet nous permettront d'envoyer un certain nombre de malades et de convalescents dans une nouvelle station que l'on pourrait appeler *Cannes-Altitude*, appelée à rendre d'importants services à la thérapeutique climatérique.

Les immenses ressources de notre Midi méditerranéen sont loin d'être épuisées. Il conviendrait de les utiliser. Nos stations alpestres de Thorenc (1200 mètres) et de Saint-Martin-Vésubie (960 mètres) devront être rendues accessibles par des chemins de fer de montagne. Des stations de faible altitude devront être créées sur le sommet des coteaux qui environnent Cannes et Menton. Enfin la station minérale de Berthemont, située entre Nice et Saint-Martin-Vésubie, à une altitude de 830 mètres, devra être aménagée pour recevoir les baigneurs d'avril à octobre. Les eaux de Berthemont, analysées avec le plus grand soin par M. le Professeur Willm, le savant chimiste de Lille, ont une composition analogue à celles de Cauterets et des Eaux-Bonnes. Elles seront donc excellentes pour toutes les maladies des voies respiratoires.

5° *Journée du tuberculeux dont la fièvre dépasse 39°.*

Repos jour et nuit dans le lit, la fenêtre ouverte.

Lait, grogs, hachis, quenelles, viande crue ou poudre de viande, œufs, confitures en trois ou quatre repas pendant les vingt-quatre heures.

Ne pas se déplacer, même si on habite une ville.

Attendre une accalmie pour partir l'hiver dans le Midi, l'été dans la montagne.

6° *Journée du phtisique guéri.*

Pendant les deux premières années qui suivent la guérison, il devra prendre tous les matins quatre cuillerées à soupe d'huile de foie de morue, ou une bouteille de koumys, lait de jument fermenté, stérilisé à Samara et expérimenté avec grand succès en France depuis deux ans par M. le Dr Appenzeller, de Menton.

Faire deux autres bons repas.

Se coucher à 10 heures et se lever à 8 heures. Dîner rarement en ville et aller très rarement au théâtre, jamais au bal.

Continuer à passer pendant ces années l'hiver dans le Midi et l'été à la campagne.

Bien se garder de hâter la guérison par des injections sous-cutanées d'antiseptiques et même de serum artificiel ou de glycéro-phosphates. Toutes ces injections peuvent réveiller des lésions tuberculeuses qui dorment. Je l'ai démontré en 1894, à la Société de Biologie, et j'ai eu l'occasion toute récente de voir deux cas de réveil de tuberculose guérie depuis cinq à huit ans, à la suite d'injections sous-cutanées de glycéro-phosphates.

Après ces deux années de noviciat, le tuberculeux définitivement guéri pourra reprendre ses occupations. Mais il devra chaque année se reposer au grand air au moins pendant deux mois, soit en hiver, soit en été. Il évitera toujours le surmenage.

Quand il aura subi avec succès une période de travail de cinq ou six ans, s'il a des ressources suffisantes, il pourra se marier et aura toutes les chances possibles de fonder une famille saine, s'il sait demeurer raisonnable et mener une vie occupée, mais peu fatigante. J'ai vu depuis vingt-cinq ans de nombreux malades se faire ainsi une existence utile et agréable. Mais la rechute les guette, s'ils sont imprudents ou ambitieux. Dans la lutte contre la tuberculose, la victoire ne peut échoir qu'aux sages et aux modestes. Pour les phtisiques, les lauriers sont coupés.

G. DAREMBERG.

30 août 1898.

L'HYGIÈNE

DES

TUBERCULEUX

NOTIONS PRÉLIMINAIRES

La tuberculose est une maladie dont la viru-ence et la contagiosité ont été démontrées par illemin. Elle est produite par le développement ans l'organisme d'un microbe découvert par och en 1882.

Ce microbe a sous le microscope la forme d'un âtonnet allongé (bacille), de 2 à 5 millièmes de illimètre. On le révèle dans les produits patho-giques en traitant ceux-ci par une couleur 'aniline et les décolorant ensuite par les acides. a coloration du bacille tuberculeux persiste et celle des autres microbes disparaît : cette réac tion découverte par Koch est caractéristique.

Les bacilles peuvent entrer dans le corp humain par diverses voies, dont les principale sont : le poumon, le tube digestif, le tégumen externe. Arrivés dans les tissus, ils déterminen une diapédèse des leucocytes (Metchnikoff), qu se groupent et se transforment pour constituer l follicule tuberculeux, élément primordial d tubercule.

Ce follicule est formé au centre par une cellul géante, masse de protoplasma renfermant d nombreux noyaux refoulés à la périphérie Autour de la cellule géante est disposée une cou ronne de cellules épithélioïdes, à forme cuboïde à noyaux mal colorés et à protoplasma granu leux. En dehors sont des cellules lymphoïdes, gros noyau, nombreuses et tassées les une contre les autres, avec une très mince couche d protoplasma. Les bacilles occupent surtout le cellules géantes, mais on en trouve égalemen dans les cellules épithélioïdes.

Dans le protoplasma de la cellule géante, o ne tarde pas à constater des traces de dégéné rescence caséeuse, tandis qu'à la périphérie d follicule, du tissu embryonnaire tend à s'orga niser en tissu fibreux. Celui-ci peut envahir le follicule, isoler la matière caséeuse et l'empêcher de s'étendre et d'infecter l'organisme (dégénérescence fibro-crétacée) ou même le follicule entier peut être transformé en tissu fibreux (dégénérescence fibreuse). Dans les deux cas, il s'agit d'un *processus de guérison.* Plus souvent, la dégénérescence caséeuse l'emporte, la matière tuberculeuse s'élimine et, aux limites du foyer, l'envahissement bacillaire continue.

La matière tuberculeuse est constituée par des follicules groupés en corps isolés ou en infiltrations.

Les corps isolés sont les granulations qui varient de la grosseur d'un grain de millet à celle d'un pois. D'abord demi-transparentes, granulations grises, elles deviendront, suivant l'un des modes indiqués dans l'histoire du follicule, tubercules proprement dits, tubercules crus, caséeux, ou dans le cas de guérison, tubercules fibreux ou fibro-crétacés.

L'infiltration n'est autre que la matière tuberculeuse en masses d'une étendue plus considérable, de 4 à 5 centimètres de diamètre et plus.

Quelle que soit la forme et le volume de la matière caséeuse, elle se ramollit de plus en plus et se transforme en bouillie qui, dans le poumon, s'évacue par les bronches, laissant une excavation plus ou moins considérable.

L'envahissement des tissus se fait de proche en proche, mais l'infection se propage aussi à distance par l'intermédiaire des lymphatiques et des veines. Par les lymphatiques, elle ne tarde pas à atteindre les ganglions de la région, qui s'infiltrent de tubercules, lentement et progressivement. Mais si un foyer tuberculeux s'ouvre dans une veine, le virus est porté tout à coup dans la circulation sanguine, l'infection s'étend à tous les organes, et on voit se dérouler les phases de la *tuberculose aiguë*. Plus rarement cette même terminaison résulte du déversement des bacilles, dans la grande circulation, par la voie du canal thoracique.

En même temps qu'une action locale, le bacille exerce une influence générale sur l'organisme par les poisons qu'il sécrète. Ce sont ces *toxines* qui produisent la fièvre et les troubles digestifs, nerveux et autres qui se manifestent au cours de la tuberculose. Quand la maladie dure depuis quelque temps et surtout quand des excavations pulmonaires se sont formées, il est rare que la toxine tuberculeuse soit seule en jeu. On voit sur-

·enir ce qu'on a appelé les infections secondaires, ·ues à de nouvelles espèces de microbes dont ·action s'ajoute à celle du bacille tuberculeux. ·'infection streptococcique est la plus commune ·t la plus grave, mais on peut aussi constater ·a présence du pneumocoque de Talamon et ·raenkel, du tétragène et du staphylocoque.

Les bacilles tuberculeux sont les plus résistants ·es germes pathogènes. Ils ne sont tués ni par ·a dessication, ni par l'humidité, ni par la putré·action. Il faut pour les détruire une chaleur ·umide de 100 degrés, pendant deux minutes au ·oins; l'action prolongée d'une solution caus·que d'acide phénique à 5 pour 100 ou d'une ·olution contenant par litre 2 grammes de su·limé et 20 grammes de sel marin (Miquel). La ·mière solaire possède une action microbicide ·une grande puissance sur ces germes : directe, ·le tue les bacilles tuberculeux en un temps qui ·e dépasse pas quelques heures; diffuse, elle pro·uit le même résultat en cinq à sept jours.

Tantôt les bacilles sont prisonniers dans les ·ssus (tuberculoses fermées); tantôt ils sont ·jetés au dehors par les crachats et suppura·ons diverses (tuberculoses ouvertes). Les pre·ières sont inoffensives; les secondes sont dangereuses parce qu'elles peuvent disséminer le bacille, c'est-à-dire l'ennemi qu'il faut combattre incessamment (Grancher).

Ces bacilles, contrairement aux autres microbes pathogènes, conservent après leur mort une partie des propriétés qu'ils avaient à l'état vivant. Ils peuvent encore déterminer des tuberculoses loca les, c'est-à-dire des tuberculoses n'ayant pas de tendance à se généraliser, et ils continuent à éli miner des toxines qui ont une tendance cachec tisante sur l'organisme. Pour obtenir une gué rison complète, il ne suffit donc pas de tuer le microbe, il faut encore éliminer les foyers tuber leux éteints et en neutraliser le poison.

Nombreuses sont les variétés de tuberculoses car le bacille peut se développer dans tous le tissus et les organes. Les plus fréquentes sont le tuberculoses pulmonaire et pleurale, cérébrale e méningitique, intestinale et péritonéale, les tuber culoses des organes génitaux et urinaires, de ganglions lymphatiques, de la peau (lupus), de os et des articulations. Il n'existe pas une hygièn spéciale pour chacune de ces tuberculoses. L tuberculeux que nous viserons surtout au cour de ce travail est le malade atteint de tuberculos pulmonaire chronique, mais ce qui le concern s'appliquera aux tuberculeux atteints d'autres formes lentes de la maladie.

L'hygiène des tuberculeux offre le plus grand intérêt si l'on considère d'une part la fréquence de la tuberculose, d'autre part sa curabilité.

En France, la tuberculose tue 150 000 individus par an. Elle est, de toutes les maladies, celle qui est la plus meurtrière pour l'espèce humaine. Sur une mortalité générale annuelle de 22 p. 1000 vivants, 3 p. 1000 succombent à la phtisie (Grancher).

Cependant la tuberculose est curable.

Si l'on étudie la mortalité totale en France d'après la statistique officielle, on trouve que le sixième des décès est produit par tuberculose; or M. Brouardel a trouvé que plus de la moitié des individus ayant succombé à une mort violente et autopsiés à la Morgue présentaient des lésions de tuberculose active ou éteinte, c'est-à-dire étaient ou avaient été tuberculeux. On pourrait en conclure que la tuberculose se guérit dans les deux tiers des cas.

Le Dr Letulle, sur 189 autopsies pour des affections autres que la tuberculose pulmonaire, a trouvé 92 fois des traces de tuberculose évidente : il y aurait là une proportion de guérisons très élevée, près de 50 p. 100. Mais il s'agit de sujets appartenant à la population parisienne, où la tuberculose est très fréquente. Dans d'autres statistiques, la proportion est moindre. Fürbringer, de Berlin, donne 10 p. 100; Chiari, de Prague, 11 p. 100; Heitler, à l'Institut anatomo-pathologique de Vienne, arrive seulement au chiffre de 5 p. 100 (Knopf).

Dans les sanatoriums, où la preuve clinique seule est faite, la moyenne des guérisons est de 25 p. 100 (Brehmer et Detweiler). A Ormesson et à Villiers, chez des tuberculeux jeunes (de trois à seize ans), la proportion des guérisons est plus considérable encore, 25 à 35 p. 100.

Le Prof. Grancher, dans son récent rapport à l'Académie de médecine (3 mai 1898), sur la prophylaxie de la tuberculose, s'exprime ainsi : « Certes la tuberculose est curable, infiniment plus que nous le croyions autrefois, et il faut le répéter, le proclamer très haut : elle est, je n'ai pas craint de l'écrire il y a longtemps, *la plus curable de toutes les maladies chroniques*, mais elle est encore *plus facilement évitable.* »

Nous étudierons dans ce livre d'hygiène :

1° Comment on évite la tuberculose.

2° Comment on la guérit.

PREMIÈRE PARTIE

HYGIÈNE PRÉVENTIVE

COMMENT ON DEVIENT TUBERCULEUX ET COMMENT ON ÉVITE LA TUBERCULOSE

CHAPITRE I

Contagion de la tuberculose.

La contagion de la phtisie a été un article de foi populaire avant d'être un dogme médical. En 1750, à Nancy, les magistrats font brûler sur la place publique le mobilier d'une femme morte de cette maladie. En 1782, à Naples, un édit royal prescrit la séquestration des phtisiques, la désinfection des locaux et meubles qui leur ont servi, sous peine d'amende et de prison. En Espagne et en Portugal, d'après Portal, on forçait les parents des phtisiques à faire la déclaration de la maladie, afin de procéder, après la mort, à l'enlèvement et la destruction par le feu des hardes et objets leur ayant appartenu. « En Provence, au XVIIIe siècle, dès qu'un malade était reconnu poitrinaire, personne dans son entourage ne se servait de ses draps de lit, de son linge de table, de son couvert.

Après sa mort, on grattait les murs et les cloisons de sa chambre et on les crépissait à neuf, on lavait les pavés et les parquets, on brûlait le linge; on exposait au grand air les meubles et les tapisseries pendant une année entière. » (Daremberg, *Traitement de la phtisie pulmonaire.*)

Parmi les médecins, Galien signale la phtisie comme une maladie pouvant se transmettre d'un sujet à un autre, mais dans les générations médicales qui l'ont suivi, cette doctrine a peu de défenseurs. Cependant Morton, Valsalva, J. Frank, Van Swieten croient à la contagion de la phtisie, et Morgagni en est si convaincu qu'il évite avec soin de disséquer des phtisiques : « Quant à moi, j'ai évité ces sujets à dessein pendant que j'étais jeune, et je les évite encore dans ma vieillesse, alors pour veiller sur moi, aujourd'hui pour veiller sur la jeunesse studieuse qui m'entoure. » Hufeland, dans sa *Médecine pratique* (1803), s'exprime ainsi : « On ne niera pas que, quand la phtisie ulcéreuse est parvenue à un haut degré, il peut s'échapper des poumons un principe contagieux susceptible de transmettre la maladie, non pas à tous les individus indistinctement, mais à ceux qui y sont prédisposés. Ce principe est même susceptible d'adhérer aux objets qui ont servi longtemps à coucher ou vêtir les malades et avec lesquels il devient transportable, plus facilement néanmoins dans les pays méridionaux que dans les contrées septentrionales. »

A partir de cette époque, cette idée de contagion est presque abandonnée par les médecins. Les plus autorisés d'entre eux sont anti-contagionnistes. « La phtisie tuberculeuse, dit Laënnec, a ongtemps passé pour contagieuse... en France, l ne paraît pas qu'elle le soit. On voit souvent, chez les personnes qui ont peu d'aisance, une famille nombreuse coucher dans la même chambre qu'un phtisique, un mari partager jusqu'au dernier moment le lit de sa femme phtisique sans que la maladie se communique. » Andral, dans es annotations au *Traité de l'auscultation médiate*, st plus réservé : « On a sans doute singulièement exagéré la facilité de la contagion de la htisie pulmonaire. Cependant est-il sage de la ier absolument et dans tous les cas? » Trousseau, 1 1845, à propos d'un travail de Bernardeau, ui était contagionniste, s'exprime ainsi dans le *ournal de médecine* : « Il faut savoir gré à l'auur d'avoir rappelé une opinion peut être légèreent proscrite », et il souhaite que « la communiabilité de la phtisie pulmonaire puisse redevenir au moins une question ». En résumé, avant la communication retentissante de Villemin, suivant l'expression de Straus, « cette opinion de la contagiosité de la phtisie n'était considérée que comme un ressouvenir de la vieille médecine et ne trouvait pas d'écho ».

C'est le 5 décembre 1865 que Villemin fit connaître à l'Académie de médecine ses premières expériences sur la transmission de la tuberculose; il concluait en ces termes : « *La tuberculose est une affection spécifique. Sa cause réside dans un agent inoculable. La tuberculose appartient donc à la classe des maladies virulentes et devra prendre place dans le cadre nosologique à côté de la syphilis, mais plus près de la morve et du farcin.* »

La contagiosité de la phtisie était le corollaire obligé de cette doctrine, et Villemin ne manque pas de l'affirmer. Dans la longue discussion qui suivit, plusieurs médecins apportèrent de nouveaux faits en faveur de la contagion et, à partir de ce moment, les exemples de contagion se retrouvent à chaque pas dans la littérature médicale. Villemin, dans un *Mémoire à l'Académie sur la propagation de la phtisie*, 1869, précise la question en des termes qu'il est utile de rapporter ici. Nous prouverons ainsi que si Koch a décou vert le bacille tuberculeux, Villemin avait bien avant lui tiré de la découverte du virus tuberculeux toutes les conséquences utiles au point de vue de l'hygiène. « Il faut se débarrasser de l'idée que le sens étymologique du mot contagion entraîne après lui. Pour qu'il y ait transmission, il n'est pas nécessaire qu'il y ait contact, attouchement, ni même rapport éloigné... » La phtisie est due « à l'existence d'agents particuliers dont on a comparé l'action à celle des ferments. L'observation démontre que les germes morbides ont une force de résistance au moyen de laquelle ils survivent un certain temps après leur sortie de l'organisme qui leur a servi de milieu, et que la dessication des produits morbides où ils sont renfermés ne leur enlève pas leur activité spéciale ». — « Le tubercule et les matières de l'expectoration des phtisiques se comportent comme les substances virulentes; ils reproduisent la tuberculose par l'inoculation et par l'absorption des voies naturelles (digestive, respiratoire). Les crachats rejetés depuis plusieurs jours et desséchés ne perdent pas cette propriété. Tout porte à croire que la transmission habituelle ne s'opère pas par des produits liquides. Elle se fait sans doute beaucoup plus fréquemment par l'intermédiaire des particules desséchées et réduites en poudre ou en fragments assez petits pour être soulevés par les mouvements de l'atmosphère. » — « Vivre dans un milieu confiné, habité par des tuberculeux qui ne prennent aucune mesure contre l'infection de l'atmosphère par les matières expectorées, constitue évidemment une situation des plus favorables pour contracter la phtisie, mais mille autres circonstances peuvent vraisemblablement la produire et être ignorées ou inavouées de celui qui en est la victime. Un habit, une couverture d'origine inconnue, le séjour dans un lit d'hôtel, les embrassements intimes d'une maîtresse, un aliment souillé par un cuisinier ou un garçon de restaurant, etc., etc. Enfin qu'y a-t-il donc d'improbable dans la transmission de la tuberculose par l'ingestion des tubercules pulmonaires ou ganglionnaires imparfaitement cuits? Qui sait même si nos enfants ne peuvent pas quelquefois contracter le carreau ou la méningite granuleuse en buvant le lait d'une vache pommelière? »

Plusieurs travaux importants viennent bientôt à l'appui des théories de Villemin. Cependant quelques années avant la découverte de Koch, les opinions sont encore divisées. Hanot, en 1879, ésume ainsi sa pensée dans le *Dictionnaire de médecine et de chirurgie pratiques*. « L'expérience pas plus que l'observation clinique ne semble avoir tranché définitivement la question ». .u contraire, Landouzy, dans ses leçons à l'hôpial de la Charité (1881), se prononce pour le caracère infectieux et contagieux de la maladie. « Il emble, dit-il, que nous soyons à la veille d'être nfin fixés sur la nature de la phtisie et de voir tuberculose passer du groupe chaque jour ppauvri des maladies *incertæ sedis* dans la classe plus en plus envahissante des maladies infeceuses, à côté des maladies épidémiques et contaeuses que nous soignons chaque jour et dont le ractère infectieux est si transparent, qu'il n'a pas tendu, pour s'imposer, les preuves matérielles ıe l'on demande à la tuberculose de fournir. »

La démonstration de l'existence du bacille de tuberculose rallie bientôt tous les médecins à dée de contagion : « Avec la découverte de ɔch, nous avons fait un pas en avant. Non ulement nous sommes forcés d'avouer que la tisie est contagieuse, mais à moins d'admettre génération spontanée du bacille, nous devons er la phtisie spontanée. *Toute tuberculose naît une autre tuberculose comme l'enfant naît de sa mère : un organisme n'est infecté par le bacille tuberculeux qu'à condition d'avoir emprunté le bacille à un autre organisme* (Grancher et Hutinel).

Le contage de la phtisie se fait par *la voie sous-cutanée, par les voies respiratoires, les voies digestives, la voie génitale.*

CONTAGE PAR LA VOIE SOUS-CUTANÉE. — C'est u mode assez rare de pénétration du tubercule dan l'organisme. Nos annales médicales en relaten cependant un certain nombre de cas. Il s'agit l plus souvent de personnes appartenant à la pro fession médicale, qui, s'étant piquées en faisan une autopsie de tuberculeux, présentent ensuit une tuberculose locale connue sous le nom d *tubercule anatomique.* Cette tuberculose peut s généraliser. Verneuil a rapporté à l'Académie d médecine le cas d'un étudiant qui présenta d'abor un tubercule anatomique au niveau de l'ongle d l'auriculaire droit. En dépit de tous les traitemen locaux, le tubercule persista pendant trois an Quand, au bout de ce temps, Verneuil le vit, l tubercule s'était changé en un véritable ulcè sans retentissement ganglionnaire. Un abcè tuberculeux s'était formé sur la face dorsale d la main. L'amputation du doigt fut faite dans l continuité de la deuxième phalange et la plaie se guérit. Le malade put passer ses examens et se fixa en province. Mais au bout de trois ans on vit survenir des abcès froids de la région lombaire, a suppuration de la cicatrice du doigt amputé, et la portion de phalange conservée s'élimina, présentant l'aspect d'un séquestre tuberculeux.

En 1872, trois médecins grecs inoculèrent la uberculose à un homme de cinquante-cinq ans, atteint de gangrène du membre inférieur par oblitération de l'artère fémorale. L'inoculation ut faite sous la peau de la jambe avec des crachats de phtisique. Les poumons, examinés scrupuleusement, avaient paru entièrement sains. Seize jours après l'inoculation, le malade se mit à ousser et l'auscultation indiqua des signes de uberculose au sommet droit. Il succomba le rentième jour et l'autopsie prouva la présence de ubercules aux sommets des poumons et sur la ace convexe du foie. L'expérimentation des médeins grecs n'a heureusement pas été renouvelée, nais la clinique nous a fourni des faits presque ussi probants.

Dans le fascicule Ier des *Études sur la tubercuose*, Tuffier cite le cas d'un jeune marin très obuste, qui, revenant de Terre-Neuve, fut atteint de fractures multiples et d'une plaie du cou-de-pied. Il fut soigné dans une étroite cabine avec un autre pêcheur atteint de tuberculose avancée. Les linges de pansement servaient indistinctement aux deux malades. Les fractures guérirent, mais la plaie du cou-de-pied suppura longtemps et l'articulation tibio-tarsienne devint le siège d'une tumeur blanche.

Merklen a publié un cas intéressant d'inoculation accidentelle. Une robuste femme de vingt-six ans, après avoir soigné pendant trois ans son mari d'une phtisie pulmonaire, vit paraître des boutons rouges et douloureux à la face dorsale du médius droit et à la racine de l'index gauche. Ces boutons suppurèrent, se couvrirent de croûtes et furent remplacés par des placards verruqueux. Des lésions semblables parurent sur la face dorsale de la main, de l'avant-bras et du coude, en même temps que des traînées de lymphangite nodulaire se poursuivaient jusque dans l'aisselle. Quelques-uns de ces grains, plus volumineux, étaient de véritables gommes scrofuleuses dans lesquelles on trouva des bacilles. Des signes de tuberculose furent aussi constatés au sommet du poumon gauche.

Nous citerons encore le fait rapporté pa

Tscherning. Il s'agit d'une cuisinière de vingt-quatre ans, bien portante auparavant, qui se blessa à la main avec un débris de verre qui servait de crachoir à son maître. A la suite d'une série de lésions locales et ganglionnaires dont la nature tuberculeuse fut démontrée par l'examen histologique, elle dut subir l'amputation du doigt, l'ablation de la gaine tendineuse et l'extirpation des ganglions cubitaux.

Contage par la voie pulmonaire. — Il a été réalisé expérimentalement d'abord par Tappeiner en 1877. Des crachats de phtisiques étaient délayés dans environ cent fois leur poids d'eau et le liquide obtenu était pulvérisé dans des chambres à expériences du volume d'un mètre cube. Onze chiens furent soumis deux fois par jour à des inhalations d'une heure. Au bout d'un temps variant de vingt-cinq à cinquante jours, les onze chiens furent sacrifiés, et, sauf dans un cas douteux, on trouva toujours des tubercules miliaires dans les poumons, les reins, le foie et la rate. L'examen microscopique démontra la nature tuberculeuse des lésions. Des expériences aboutissant à la même démonstration furent répétées par Schottelius, Weichselbaum, Veraguth. Koch se servit de cultures pures de bacilles tuberculeux et détermina ainsi la tuberculose chez des lapins, des cobayes, des rats et des souris.

Au dire de Villemin et de Koch, le contage par la voie pulmonaire est le plus fréquent. Il se fait par les poussières résultant de la dessication des crachats. « Tant que les crachats restent liquides, dit Villemin (*Mémoire à l'Académie de méd.*, 1869), ils sont ordinairement inoffensifs. La contamination se fait beaucoup plus fréquemment par l'intermédiaire des particules desséchées et réduites en poudre impalpable ou en fragments assez petits pour être soulevés par les mouvements de l'atmosphère. Il se passe ici quelque chose de comparable à l'empoisonnement saturnin. Manié sous forme liquide, le plomb est innocent; travaillé à sec, il amène bientôt l'intoxication. » Koch n'est pas moins affirmatif : « Pour ce qui est des voies et moyens par lesquels le virus tuberculeux est communiqué des phtisiques aux individus sains, il ne saurait y avoir de doutes. Les malades projettent par les secousses de toux des particules de crachats qui se répandent dans l'air et subissent une sorte de pulvérisation. On peut donc admettre qu'un homme sain placé au voisinage d'un phtisique inhale des particules expectorées et s'infecte de cette façon. Bien plus propres à l'infection sont les crachats desséchés qui, étant donnée la négligence avec laquelle on les traite, ont maintes fois occasion de se répandre dans l'air. Les crachats sont projetés directement sur le sol, où ils sont desséchés, piétinés et soulevés sous forme de poussière; ou bien ils sont déposés sur le linge de literie, sur les habits et surtout dans les mouchoirs, où ils subissent la dessication et se répandent ensuite dans l'air. »

La démonstration de cette dispersion des germes tuberculeux a été faite par Cornet (*Zeitschr. für Hyg.*, 1888). Il recueille les poussières répandues sur les meubles et les parois des habitations de phtisiques en des points à l'abri des contacts et de l'expectoration. Ces poussières sont délayées dans l'eau stérilisée et injectées dans le péritoine des cobayes. D'autre part, Cornet traite de même des poussières de provenances diverses, salles d'hôpital, asile d'aliénés, salles de chirurgie, appartements de la ville occupés par des phtisiques, façades de maison de Berlin. L'inoculation fut pratiquée à 392 cobayes. Un certain nombre de ces animaux demeurèrent sains, d'autres succombèrent à la péritonite, septicémie et suppuration provoquées par des microbes pathogènes; près d'un tiers

(128) présentèrent des lésions tuberculeuses. Les poussières rendant les animaux tuberculeux provenaient toutes de locaux occupés par des phtisiques qui ne s'astreignaient pas à faire usage d'un crachoir. Par ordre de virulence, on peut placer la poussière émanée des hôpitaux de phtisiques, celle des appartements habités par cette catégorie de malades, puis celle des hospices d'aliénés. Les poussières de la rue, celles recueillies dans les salles de chirurgie bien tenues, ou dans des maisons particulières dépourvues de tuberculeux donnèrent des résultats négatifs.

Malgré la propreté la plus méticuleuse du malade, malgré les conditions sociales les plus favorables, on trouvait des bacilles dans la poussière de l'appartement, lorsque le malade répandait ses crachats sur le sol et dans des mouchoirs, tandis que ces bacilles ne pouvaient être décelés dans la poussière des logements d'une malpropreté sordide, mais où le malade expectorait toujours dans un crachoir.

Krüger, dans les salles de la clinique de Bonn, Kastner, dans celles de Munich, ont obtenu des résultats analogues à ceux de Cornet.

Straus a fait des expériences très intéressantes dans le même sens. Il a recueilli des poussières, des particules solides et des mucosités dans les cavités nasales d'individus sains, élèves, infirmiers, malades non tuberculeux, fréquentant des salles habitées par des phtisiques, et les a inoculées, avec les précautions voulues, dans le péritoine de cobayes. Vingt-neuf expériences furent ainsi faites : sept fois les cobayes moururent de septicémie ou de péritonite purulente, treize fois les animaux demeurèrent bien portants; dans neuf cas ils moururent ou furent sacrifiés au bout de trois à cinq semaines, présentant des lésions tuberculeuses. Ainsi donc, sur vingt-neuf individus sains, ou du moins absolument indemnes de tout soupçon de tuberculose, mais séjournant plus ou moins longtemps dans les salles d'hôpital, neuf hébergeaient le bacille tuberculeux pleinement virulent dans leurs cavités nasales.

On peut se demander comment il se fait que tous ceux qui fréquentent les hôpitaux de phtisiques ne succombent pas à cette maladie. Il est certain d'abord qu'une grande partie de ces germes est arrêtée dans les anfractuosités des fosses nasales et les poils qui les garnissent ou rejetés avec les mucosités nasales. D'un autre côté, Lermoyez et Würtz (*Société de biologie*, 1893) ont démontré que le mucus nasal a un pouvoir bactéricide. Si les germes franchissent quand même les fosses nasales et les premières voies aériennes, il faut encore, comme nous le verrons plus tard, qu'ils rencontrent un terrain favorable à leur développement.

L'air expiré par les tuberculeux ne propage pas la maladie. Tyndall a déjà démontré que l'air expiré est optiquement pur : des expériences modernes ont établi que cet air est bactériologiquement pur. Le bacille tuberculeux n'existe pas dans l'air expiré par les malades. Pour le démontrer, Fr. Müller fit souffler des phtisiques sur des plaques enduites de gélatine, il fit barboter l'air expiré dans des tubes renfermant de l'eau, il fit condenser directement dans des tubes la vapeur contenue dans cet air et analysa l'eau ainsi formée ; jamais dans ces produits il ne put déceler le bacille tuberculeux. Charrin et Karth firent sans plus de succès des expériences analogues. Grancher n'a jamais trouvé de lésions tuberculeuses chez les animaux auxquels il a fait inhaler l'air expiré par les phtisiques. Cadéac et Malet ont soumis à la même épreuve des lapins et des cobayes : les résultats ont été négatifs.

La sueur des phtisiques ne contient pas de bacilles et ne peut pas propager la maladie ; il n'en est pas de même des déjections alvines, qui peuvent renfermer des bacilles provenant ou de suppurations intestinales ou de l'ingestion des crachats. Ces matières desséchées sur le linge des malades disséminent le germe infectieux comme les matières expectorées.

En résumé, dans le contage par les voies respiratoires, *ce sont les produits tuberculeux contenus dans les poussières atmosphériques qu'il faut incriminer.*

Contage par les voies digestives. — Les premières expériences sont dues à Chauveau. Elles furent faites sur des génisses de six à douze mois provenant des montagnes de la Savoie, où la tuberculose bovine est à peu près inconnue. Trois de ces génisses absorbèrent 30 grammes de matière tuberculeuse, la quatrième servait de témoin. Trois semaines après l'ingestion, les animaux commencèrent à maigrir et à présenter les phénomènes généraux de l'infection. Cinquante-trois jours après, les génisses étaient absolument cachectiques; au contraire le témoin était en parfaite santé. Deux des animaux sacrifiés montrèrent à l'autopsie une tuberculose généralisée avec prédominance des lésions dans l'intestin et le mésentère. L'intestin était semé d'ulcères tuberculeux. Chauveau répéta ses expériences sur onze animaux de l'espèce bovine. Il fit ingérer aux uns de la matière tuberculeuse provenant de vaches phtisiques, aux autres des produits tuberculeux humains. Tous les sujets furent infectés. Villemin donna également la tuberculose à des lapins et des cobayes à la suite de l'ingestion de matière tuberculeuse; Klebs, Gerlach, Günther et Harms, Viseur, Bollinger, Orth, Toussaint, Wesener, firent des expériences similaires et obtinrent les mêmes résultats. On peut donc admettre en principe que l'*absorption par les voies digestives de crachats, viscères et ganglions tuberculeux détermine l'infection tuberculeuse.*

Partant de là, faut-il admettre également que l'ingestion de viandes provenant d'animaux tuberculeux produit la tuberculose? C'était l'opinion de Toussaint, qui, en 1880 et 1881, publia le résultat d'expériences qui tendaient à prouver que le sang, le suc musculaire, les produits les plus divers d'une vache tuberculeuse pouvaient donner par inoculation la phtisie aux porcs, aux lapins et aux chats. Pour cet expérimentateur, la virulence résidait dans tout l'organisme infecté.

C'était là un principe qui entraînait de graves conséquences, car il en résultait que toute viande provenant d'un animal tuberculeux devait être retirée de la consommation. C'est le vœu qui fut émis au congrès de Bruxelles par Bouley, imbu des idées de Toussaint (1884).

Depuis cette époque, on s'est départi de cette rigueur. Des expériences bien conduites par Nocard permettent de penser que ce n'est que *très exceptionnellement que la viande d'un animal tuberculeux produit la tuberculose par inoculation.* Sur 21 bovidés atteints de tuberculose généralisée, Nocard préleva des fragments de muscles de la cuisse et inocula le suc de cette viande à 84 cobayes : un seul contracta la tuberculose.

C'est aussi une erreur de croire que si l'inoculation d'une substance produit la tuberculose l'ingestion de la même substance donnera les mêmes résultats. S'il en était ainsi, tous les tuberculeux pulmonaires auraient la tuberculose intestinale, car il est impossible que les crachats, quel que soit le soin qu'on mette à les rejeter, n'abandonnent pas, en traversant le pharynx et la cavité buccale, des bacilles qui sont ingérés avec la salive et les aliments.

Du reste, des expériences directes ont été faites à ce sujet. On sait combien les jeunes chats sont sensibles à l'ingestion de matière tuberculeuse. Nocard a nourri plusieurs portées de ces animaux avec de la viande de bovidés atteints de tuberculose généralisée; jamais aucun d'eux n'est devenu tuberculeux. Au contraire, tous les animaux témoins qui mangèrent du poumon, du foie ou des ganglions tuberculeux succombèrent en quelques semaines à la tuberculose abdominale.

Galtier a nourri presque exclusivement de viande crue, provenant d'animaux tuberculeux, des chiens, des chats, des poules et des cobayes. Aucun de ces animaux n'a contracté la maladie.

Perroncito a nourri 18 porcelets pendant trois, quatre et cinq mois avec des viandes tuberculeuses saisies à l'abattoir de Turin; aucun de ces animaux n'a été trouvé tuberculeux à l'autopsie.

On peut donc admettre la conclusion de Nocard : « *La viande des animaux tuberculeux peut, dans certains cas, offrir quelques dangers, mais c'est très exceptionnellement qu'elle est dangereuse, et dans ce cas elle l'est toujours à un faible degré... L'usage alimentaire des viandes provenant d'animaux tuberculeux n'a qu'une faible part à l'extension croissante de la tuberculose humaine. C'est ailleurs qu'il faut en rechercher la cause et la combattre.* »

En résumé, il reste bien établi que les produits

tuberculeux contenus dans les ganglions, poumons, plèvres, foie, reins, peuvent donner la tuberculose par ingestion, s'ils sont absorbés à l'état cru ou imparfaitement cuits. Quant à la viande proprement dite, c'est-à-dire au tissu musculaire, elle peut être considérée comme impuissante à transmettre la tuberculose, à moins qu'il n'existe des tubercules dans les muscles. Dans tous les cas, une cuisson suffisante met à l'abri de tout danger.

Le contage peut se faire par le lait issu d'une vache tuberculeuse. Il a été démontré que ce lait contient assez souvent des bacilles tuberculeux. La présence de ceux-ci est due à la mammite tuberculeuse, commune chez les vaches phtisiques. La maladie commence par une tuméfaction de la mamelle, se transformant ensuite en une véritable induration. A ce moment, le lait prend l'apparence d'un serum jaunâtre dans lequel l'examen microscopique décèle la présence des bacilles de Koch. Le lait n'est virulent chez les vaches tuberculeuses que s'il existe une mammite tuberculeuse, mais comme les débuts de cette mammite sont difficiles à déterminer, il en résulte qu'il faut considérer comme suspect tout lait provenant d'une vache tuberculeuse.

Cependant le danger résultant de ce lait a été certainement exagéré. Dans les expériences, on procède de la façon suivante : on injecte à un certain nombre d'animaux du lait contaminé, et, de ce que les inoculations sont positives, on conclut au danger de l'ingestion de ce même lait. Nous pouvons répéter pour le lait ce qui a été dit à propos des viandes. L'ingestion de ce lait dont l'inoculation a été positive est impuissante à infecter les animaux.

Nous nous rangeons entièrement à l'avis de Nocard, qui donne les conclusions suivantes :

1° *Le lait d'une vache tuberculeuse n'est virulent qu'autant que la mamelle est le siège de lésions tuberculeuses.*

2° *L'ingestion du lait virulent n'est dangereuse que si le lait renferme un grand nombre de bacilles et s'il est ingéré en grande quantité.*

3° *Pratiquement, le danger de l'ingestion du lait cru n'existe en réalité que pour les personnes qui en font leur nourriture exclusive ou principale (c'est-à-dire pour les enfants en bas âge et pour certains malades).*

4° *Pour éviter tout danger, il suffit de faire bouillir le lait avant de le consommer.*

Quant aux produits dérivés du lait, beurre,

fromage et crème, ils peuvent aussi contenir des bacilles, mais ceux-ci sont en nombre trop restreint pour faire craindre une contamination, et il n'y a pas lieu de s'en préoccuper.

Contage par les voies génitales. — Fiore Spano (*Revue de la tuberculose*, 1893, p. 322) prétend avoir trouvé la bacille de Koch dans le sperme d'individus morts de tuberculose sans lésion de 'appareil général. Jani, dans la clinique de Weigert, examinant le sperme contenu dans les vésicules séminales de neuf cadavres de phtisiques, n'a obtenu que des résultats négatifs. Mais sur es coupes du testicule, il constata cinq fois sur huit cas la présence du bacille. Dans tous ces cas l'appareil génital paraissait sain à l'œil nu.

Dans les expériences précédentes, on pouvait objecter que peut-être du sang avait été pris en même temps que le sperme dans les vésicules. Pour échapper à cette critique, Gärtner se sert le sperme obtenu en provoquant l'éjaculation de cobayes rendus tuberculeux. Le liquide est introduit dans le péritoine de 32 cobayes sains : 5 succombent à la tuberculose.

Il semble bien établi après l'exposé de ces faits ue le sperme peut renfermer des bacilles tuberculeux et que les bacilles peuvent infecter par inoculation. Mais nous sommes encore loin de pouvoir démontrer l'infection possible de l'ovule par le sperme.

Lode, dans une communication à la Société de médecine de Vienne (Straus, p. 560), a montré toute l'invraisemblance de cette hypothèse. Un millimètre cube de sperme humain contient en moyenne 60 780 spermatozoïdes. Le poids moyen d'une éjaculation étant de 3 gr. 373, le produit de chaque éjaculation contient donc environ 226 257 900 spermatozoïdes. En admettant que la masse d'une éjaculation contienne 10 bacilles tuberculeux (ce qui est un nombre excessif), il s'y trouverait un bacille pour 22 millions et demi de spermatozoïdes. Or comme l'on sait que la fécondation est effectuée par un seul spermatozoïde, les chances d'infection tuberculeuse de l'ovule créées de ce chef sont de 1 sur 22 millions et demi, c'est-à-dire à peu près nulles.

Gärtner a eu recours à des expériences directes. Il inocula la tuberculose dans le testicule de 22 lapins et 21 cobayes qui cohabitaient avec 59 lapines et 65 cobayes femelles. Les petits, enlevés dès la naissance, ne devinrent pas tuberculeux, mais sur 65 femelles de cobayes, 5 moururent de tuberculose dont le point de départ était le vagin; et sur 59 lapines, 9 présentèrent également une tuberculose vaginale et utérine telle qu'il était évident que le contage s'était effectué par cette voie.

Cornil et Dobroklonski introduisirent dans le vagin de plusieurs cobayes femelles quelques gouttes de culture de bacille tuberculeux, en l'absence de lésion de la muqueuse. Après quinze jours, l'examen microscopique montrait la présence de follicules tuberculeux dans l'utérus.

Ces faits expérimentaux sont plus démonstra-ifs que ceux tirés de la clinique humaine.

Cependant Fernet a publié plusieurs observa-ions de femmes atteintes de pelvi-péritonite, pro-ablement primitive, et qui vivaient avec des maris uberculeux. Derville a rapporté des faits de tuber-ulose génitale primitive chez des femmes ayant u des rapports avec des phtisiques. Dans un cas mari présentait une épididymite tuberculeuse. lus récemment Schuchardt (*Arch. de Langen-eck*, 1892) admet non seulement la possibilité, ais la fréquence de la transmission de la tuber-ulose par les rapports sexuels et surtout par intermédiaire de certains pus blennorrhagiques ui contiennent des bacilles tuberculeux associés ux gonocoques.

On aurait tort de nier d'une façon absolue la possibilité de l'infection tuberculeuse par les rapports génitaux, mais il faut admettre que cette infection est rare.

CHAPITRE II

Hérédité.

La tuberculose est-elle héréditaire? « Une expérience trop habituelle, dit Laënnec, prouve à tous
les praticiens que les enfants des phtisiques sont
plus fréquemment attaqués de cette maladie que
les autres sujets. » Si on recherche dans quelle
mesure cette influence de l'hérédité peut être
admise, on se trouve en présence de chiffres assez
différents. La proportion de 50 p. 100 admise par
Hérard et Cornil, Leudet (de Rouen) et Vallin,
nous paraît la plus exacte. Elle signifie que sur
100 cas de tuberculose, on retrouve 50 fois cette
maladie chez les ascendants, les grands-parents
ou les collatéraux.

Une des statistiques le mieux établies est celle
de Leudet, qui a pu, grâce à sa longue pratique et
celle de son père, suivre plusieurs générations

dans la clientèle privée (De la tuberculose pulmonaire dans les familles. *Bull. de l'Académie de médecine*, 1885). Étudiant l'hérédité dans 214 familles, il trouve qu'elle a pu être démontrée dans 108, c'est-à-dire un peu plus de la moitié, et qu'elle s'établit ainsi :

De la mère aux enfants.............	57 fois
Du père aux enfants................	21 —
De la mère et du père ensemble......	4 —
De la grand'mère aux petits-enfants..	4 —
Du grand-père aux petits-enfants.....	1 —
De la tante aux neveux et nièces.....	14 —
De l'oncle aux neveux et nièces......	7 —

On n'a pu retrouver aucune espèce d'hérédité dans les 106 autres familles. « Dans la moitié des cas, conclut Leudet, la tuberculose pulmonaire est héréditaire et la transmission est beaucoup plus fréquente dans la ligne maternelle que dans la ligne paternelle. Cette même influence du sexe se remarque également dans la ligne indirecte : ainsi l'hérédité est plus commune de la tante et de la grand'mère aux neveux et petits-enfants que de l'oncle et du grand-père. »

Comment faut-il comprendre cette influence de l'hérédité ?

Il n'est pas douteux que des enfants puissent venir

au monde déjà tuberculeux. Ces cas de tuberculose congénitale sont rares, si rares que Conheim en 1881 prétendait « qu'on pourrait les compter sur les doigts d'une seule main. » Depuis lors on en a rapporté de nouveaux exemples et Straus, dans son livre sur la tuberculose publié en 1895, en donne cinq nouveaux cas. Straus cite aussi plusieurs cas de tuberculose congénitale observés chez des animaux de l'espèce bovine.

La rareté de l'infection tuberculeuse du fœtus chez une mère tuberculeuse tient à ce fait que rarement, dans la phtisie pulmonaire chronique, les bacilles circulent dans le sang. Pour qu'il en soit ainsi, il faut des conditions anatomiques spéciales : tuberculose du canal thoracique ou plus souvent des veines pulmonaires. Mais alors le tableau clinique change et, au lieu d'une phtisie chronique, on voit évoluer une tuberculose miliaire aiguë.

La tuberculose est d'autant plus rare qu'on se rapproche de la naissance. Hervieux, sur 996 autopsies d'enfants, ne signale que 18 tuberculeux âgés de moins de deux ans, et 10 seulement âgés de moins d'un an (Rilliet et Barthez, *Traité des maladies des enfants*). Le Prof. Hutinel, en 118 autopsies d'enfants, de moins d'un an, à l'Hôpital des

Enfants malades, ne trouve que 4 tuberculeux, soit 3 1/2 p. 100. Au contraire à l'Hospice des Enfants assistés, le tiers des enfants de un à deux ans présentent des lésions tuberculeuses. Müller, à Munich, dans l'Institut anatomique de Bollinger, sur 49 autopsies d'enfants âgés de moins d'un an, a trouvé 3 tuberculeux (6,1 p. 100); sur 272 enfants morts de un à cinq ans, 73 étaient tuberculeux (26,8 p. 100); sur 105 enfants morts de cinq à dix ans, 39 étaient tuberculeux (37,2 p. 100); sur 74 enfants âgés de dix à quinze ans, 35 étaient tuberculeux (47,3 p. 100).

Après l'exposé de ces faits et d'autres du même ordre, Straus conclut ainsi : « Tout en reconnaissant que la tuberculose de la première enfance est beaucoup moins rare qu'on ne s'est plu à le proclamer, je ne puis toutefois voir dans cette donnée un argument en faveur de l'origine congénitale de la maladie. La plupart des cas dont il s'agit se rapportent à des enfants qui ont eu largement le temps de s'infecter après leur naissance. »

La tuberculose des bovidés a une telle analogie avec la tuberculose humaine, qu'il est intéressant de citer les chiffres recueillis par Nocard, cherchant à établir l'influence de l'hérédité chez ces animaux.

Les meilleures statistiques portent à 2 ou 3 p. 100 au minimum le nombre des vaches tuberculeuses. *Or rien n'est plus rare que la tuberculose du veau.*

A l'abattoir de Munich, où l'on sacrifie en moyenne par an 160 000 veaux, 2 ont été trouvés tuberculeux en 1878, 1 en 1879, 0 en 1880, 0 en 1881, 2 en 1882. A Lyon, sur plus de 400 000 veaux, Leclerc n'en a trouvé que 5 tuberculeux. Du 1er avril 1892 au 31 mars 1893, on a sacrifié en Prusse, dans les abattoirs publics, 600 501 bovidés adultes, 52 136 étaient tuberculeux, soit 8, 68 p. 100. Pendant le même temps, sur 914 216 veaux tués, 446 seulement étaient tuberculeux, soit un peu plus de 0,04 p. 100.

En Saxe, pays très infecté, en 1890, 16, 50 p. 100 des bovidés abattus étaient tuberculeux : la proportion des veaux tuberculeux n'a été que de 0, 04 p. 100 : 33 sur 85 000. La moyenne générale a été de 17,40 p. 100 en 1891, 17,78 p. 100 en 1892, 18,26 p. 100 en 1897 : la proportion des veaux étant 0,06 p. 100 en 1891, 0,11 p. 100 en 1892 et 0,12 p. 100 en 1893.

Encore faut-il noter que les veaux ne sont pas livrés à la boucherie avant le vingtième jour après la naissance, et que la plupart ayant de six semaines à deux mois, il peut se faire qu'un certain nombre d'entre eux aient été contaminés par du lait tuberculeux.

La tuberculose congénitale du veau est donc une rareté, de même que la tuberculose congénitale humaine.

Baumgarten, en 1882, admet la doctrine de l'hérédité du germe (*hérédo-contagion*). Le bacille infecterait l'ovule au moment de la fécondation par le sperme du père, ou le plus souvent il serait transmis de la mère au fœtus par l'intermédiaire du sang maternel à travers le placenta. Dans presque tous les cas, le nombre des bacilles pénétrant dans le corps du fœtus serait si petit que les lésions tuberculeuses font défaut au moment de la naissance. S'ils sont nombreux, ils produisent la tuberculose congénitale proprement dite. Généralement, à cause de la résistance spéciale des tissus du fœtus et des jeunes enfants à la pénétration du bacille, l'infection reste latente pendant longtemps, les germes sommeillent pendant des mois, des années dans certains organes, les ganglions lymphatiques, la moelle des os, pour ne se réveiller que sous l'influence d'une cause intercurrente, traumatisme, rougeole, etc. Quand la résistance des éléments anatomiques est diminuée, on voit apparaître les formes graves de la tuberculose héréditaire, la phtisie pulmonaire, dont le point de départ est souvent quelque foyer caché ganglionnaire ou osseux.

Dans un mémoire très intéressant publié dans a *Revue de médecine* (1883, p. 1014), Landouzy et H. Martin émettent une théorie qui se rapproche beaucoup de celle de Baumgarten. « Si les nombreuses nécropsies pratiquées aux Enfants-Assistés ne nous ont pas présenté, même chez les nouveau-nés de souche tuberculeuse, la tuberculose avec ses caractères morphologiques habituels, cela ne prouve qu'une chose, c'est que, si a tuberculose passe en nature des parents à enfant, elle pourrait bien, pour un temps du moins, y passer avec une manière d'être et sous es espèces autres que celles que nous sommes habitués à rencontrer dans la tuberculose de la seconde enfance. Cela prouve tout au plus que, si tant fût que la graine tuberculeuse passât des générateurs aux engendrés, la graine portée des parents sur le terrain infantile s'y comporterait, pendant les premiers temps de la naissance du moins, autrement qu'elle ne germait et fructifiait dans le domaine paternel. »

Passant de l'hypothèse à l'expérimentation,

Landouzy et H. Martin inoculent à plusieurs reprises dans le péritoine d'un cobaye des fragments d'organes ou de substances provenant de fœtus en apparence sains, mais issus de mères tuberculeuses, et déterminent ainsi une tuberculose généralisée. Pour ces observateurs, la tuberculose se transmettrait de la mère au fœtus, à la façon du charbon ou d'autres maladies virulentes.

Ces expériences de Landouzy ont été reprises par Straus, Grancher, Nocard, Leyden, sans résultat constant : il faut en conclure que l'*hérédité de graine* est rare.

Quant à la théorie de Baumgarten, Straus a pris soin d'en réfuter un à un les points principaux. De tous ses arguments dont on ne peut nier la solidité, nous ne voulons citer que ce qui a rapport aux tuberculoses latentes. Il est une particularité qui masque souvent la contagion et en fait méconnaître la date parfois éloignée. Il arrive fréquemment de trouver à l'autopsie d'individus ayant succombé à des maladies diverses, des foyers tuberculeux anciens en voie de transformation fibreuse ou caséo-calcaire, occupant les ganglions bronchiques, mésentériques, les sommets des poumons, les plèvres, plus rarement les autres organes. Ces lésions ont évolué et guéri silencieusement sans se révéler durant la vie par aucun symptôme pouvant faire songer à l'existence d'une affection tuberculeuse. Baumgarten considère la plupart de ces foyers comme ressortissant à la tuberculose héréditaire, mais c'est là une erreur d'interprétation. Bon nombre de ces tuberculoses remontent à la première enfance, où les causes d'infection sont si multiples et la défense de l'organisme si incomplète. Elles peuvent être réduites au silence et maintenues *latentes* pendant la vie entière, comme aussi on peut les voir se révéler sous des influences déprimantes quelconques.

La doctrine de l'*hérédo-prédisposition* est la seule à laquelle on n'ait suscité aucune objection fondamentale. Le plus souvent, les *enfants héritent de leurs parents d'une constitution organique prédisposant à l'envahissement de la tuberculose par la contagion.*

C'est la théorie de Villemin et de Koch. « Les enfants accusés de tuberculose héréditaire, dit Villemin, ne sont pas des tuberculeux en venant au monde. S'il y a quelque chose d'héréditaire dans la tuberculose, ce ne peut être que l'aptitude plus ou moins prononcée à la contracter. »

Koch s'exprime ainsi : « Dans ma pensée,

l'hérédité de la tuberculose s'explique de la façon la plus simple, si l'on admet que ce n'est pas le germe infectieux lui-même qui est transmis héréditairement, mais certaines particularités qui favorisent le développement du germe mis ultérieurement en contact avec le corps du nouveau-né. »

Peter a parfaitement défini l'hérédo-prédisposition en ces termes : « *On ne naît pas tuberculeux, mais tuberculisable. Celui qui sera tuberculeux naît avec une faiblesse de constitution qui le prédispose au développement du tubercule.* »

Au récent congrès de la tuberculose, Charrin, étudiant par des procédés exacts (calorimétrie, analyses chimiques et pesées multiples, examen de la toxicité des urines) la nutrition des enfants nés de mères tuberculeuses, a constaté que dès la naissance toutes leurs fonctions organiques sont en déchéance. Leur poids est moindre que celui d'enfants de souche saine; ils se développent irrégulièrement et moins rapidement que ceux-ci. La toxicité urinaire est relativement augmentée. « La maison se construit mal et il y a des fissures de toute part. »

« Ces enfants présentent une moindre résistance et une prédisposition à l'infection. Cette prédisposition est en rapport avec une modification héréditaire de la vie cellulaire de l'organisme, se traduisant particulièrement par une surcharge graisseuse du foie et des reins et par la toxicité des humeurs. »

Déjà on 1891, Landouzy avait étudié ce mode d'hérédité tuberculeuse, qui a plus d'une ressemblance avec l'hérédo-syphilis décrite par Fournier. Il a montré, d'après des faits nombreux relevés dans sa crèche de l'hôpital Tenon, qu'il n'est pas rare de voir une épouse de tuberculeux avoir, après un enfant tuberculeux, toute une série de grossesses qui finissent avant terme ou qui aboutissent à la naissance d'enfants malingres, chétifs, de petite taille, de faible poids, succombant soit athrepsiques, soit tuberculeux, dans le cours de la première année. Parmi ces hérédo-tuberculeux, les uns, et c'est l'exception, apportent en naissant l'hérédité de la graine (tuberculose héréditaire typique) caractérisée par la présence de bacilles et de nodules tuberculeux dans les tissus; les autres, et c'est ce qui arrive le plus souvent, sont des héréditaires diathésiques (hérédo-tuberculose atypique dystrophiante). Cet état organique et fonctionnel résulte de ce fait que cellule mâle ou ovule ont été imprégnés de tuberculine. « Ce n'est plus la bacillose qui est en jeu, mais la *tuberculinose* transmise de la mère au fœtus en franchise placentaire. »

« C'est cette intoxication héréditaire tuberculineuse qui fait que ces enfants de tuberculeux et de tuberculeuses naissent dystrophiques, comme peuvent naître dystrophiques les fils de vieillards, d'alcooliques, de syphilitiques, de saturnins, de neurasthéniques, par *altération plasmatique et vitale de l'œuf*, altération qui fera de tous ces fils de déchus des infantiles, des dégénérés, des mal-réagissants, préparés à toutes les contagions, faisant à leur tour souche de neurasthéniques aussi bien que de bacillisables. » (Landouzy, *Revue de médecine*, 1891.)

CHAPITRE III

Prédisposition.

Cette prédisposition à la tuberculose que nous avons admise se traduit-elle par des signes appréciables ? La tuberculose marque-t-elle d'une empreinte ceux qu'elle doit un jour toucher?

On a décrit un habitus tuberculeux caractérisé par la blancheur de la peau et sa transparence qui permet de voir les veines sous-cutanées, l'enfoncement des yeux, marqués d'un cercle bleuâtre, la longueur des cils, la blancheur des dents (*tabidorum facies amabilis*).

Des signes plus importants consistent dans l'étroitesse du thorax, la saillie des omoplates, la dépression des fosses sus et sous-claviculaires. On signale toujours l'amaigrissement, mais que de fois nous avons trouvé tous les signes d'une tuberculose évidente et même avancée chez des individus gras, même chez des obèses!

Lorain avait créé deux mots pour les candidats à la phtisie : l'infantilisme et le féminisme. Il comprenait dans la première catégorie ces sujets mal venus, aux membres grêles, ayant un système pileux peu développé et des organes génitaux atrophiés (micropéniens et microrchides); dans la seconde, ceux qui présentent certains attributs du sexe féminin, hanches larges, visage de femme, développement des seins.

Landouzy admet la prédisposition des roux (vénitiens) à la tuberculose, au point que sur 5 individus de cette couleur, 4 seraient tuberculeux. Dewèvre, dans une thèse connue, faisant des recherches à ce sujet dans les hôpitaux, a trouvé que sur 105 roux, 5 seulement étaient indemnes.

Un signe plus probant est tiré de l'examen de la capacité respiratoire. On peut l'évaluer approximativement en mesurant le périmètre thoracique au moyen d'un ruban métrique qui fait le tour du thorax en passant par les mamelons. Tout individu dont le périmètre est inférieur à la demi-taille plus deux centimètres, doit être considéré comme suspect. Le spiromètre donne une évaluation plus exacte de cette capacité respiratoire qui varie suivant l'âge et la taille. De vingt à trente ans, un homme de taille moyenne qui n'atteint pas trois litres, une femme qui n'atteint pas deux litres, ont des prédispositions à la tuberculose.

Tout ce qui tend à rétrécir le calibre des voies aériennes est une cause prédisposante de tuberculose. C'est ainsi qu'il faut expliquer la fréquence de cette maladie chez les individus ayant subi la trachéotomie et chez les sujets porteurs de végétations adénoïdes.

L'insuffisance de la circulation par faible volume du cœur ou par diminution du calibre des artères paraît être aussi un caractère de la prédisposition. De tout temps, la tachycardie a été regardée comme un signe précoce de tuberculose. Elle coïncide, d'après la loi de Marey, avec un abaissement de la tension artérielle qu'on peut évaluer avec le sphygmo-manomètre de Potain. Le rétrécissement congénital de l'artère pulmonaire prédispose à la tuberculose et peut être considéré comme une manifestation de l'hérédité tuberculeuse. Il en est de même du rétrécissement mitral congénital (Potain).

Le chimisme des prédestinés à la tuberculose a

été aussi étudié. D'après Rommelaere, l'hypochlorurie de l'organisme serait une cause de phtisie, et Guerder et Gautrelet ont constaté une augmentation des chlorures dans les urines de sujets qui devenaient tuberculeux quelque temps après. Gaube (du Gers) a noté chez cette catégorie d'individus une excrétion exagérée de la chaux et de la magnésie.

Envisagée d'une manière plus générale, la prédisposition nous amène à parler d'influences diverses qui favorisent plus ou moins le développement de la tuberculose.

Age. — C'est une erreur de croire, comme on l'a dit longtemps, que la tuberculose est surtout une maladie de l'âge adulte. On l'a cru parce que, à cet âge, elle évolue avec ses caractères typiques, tandis que dans l'extrême jeunesse et dans la vieillesse elle se cache sous une allure moins franche. En réalité, la tuberculose est fréquente chez l'enfant; elle est fréquente encore dans la vieillesse. Les chiffres les plus probants ont été publiés en 1883 par Würzburg; ils sont tirés de la statistique officielle du royaume de Prusse pendant cinq ans (1875-79). La mortalité par tuberculose, calculée sur 1000 vivants, se répartit ainsi par ordre décroissant.

De 60 à 70 ans	93,18 p. 1000
50 à 60 —	67,94 —
70 à 80 —	61,72 —
40 à 50 —	48,42 —
30 à 40 —	41,12 —
25 à 30 —	36,73 —
Au delà de 80 —	25,80 —
De 0 à 1 —	23,45 —
1 à 2 —	20,41 —
15 à 20 —	18,37 —
2 à 3 —	12,51 —
3 à 5 —	6,23 —
10 à 15 —	5,80 —
5 à 10 —	4,68 —

« On voit par ces chiffres, dit Straus, à qui nous empruntons ce tableau, que l'époque de la vie humaine où la mortalité par phtisie est le plus rare est entre cinq et dix ans; elle est plus fréquente dans les premières années de la vie, sauf chez le nourrisson, où elle est rare; à partir de dix ans et jusqu'à la vieillesse, elle suit une marche graduellement ascendante, dont le point culminant correspond à la période de soixante à soixante-dix ans, puis se manifeste une descente rapide correspondant à l'extrême vieillesse (de soixante-dix à quatre-vingts ans et au delà). En d'autres termes, la fréquence de la maladie augmente avec le nombre des années. »

Cette fréquence de la phtisie après soixante ans nous paraît inadmissible, du moins en France. Le Dr Gilles, qui depuis plus de vingt ans voit un grand nombre de vieillards à l'hospice Brezin, n'a observé que cinq cas de mort par tuberculose sur 1000 décès. Il est bon d'ajouter que la population de l'hospice Brezin, composée « d'ouvriers du marteau » est relativement robuste. La statistique de Bertillon nous semble plus conforme à la vérité. D'après ses calculs sur la statistique des décès de la population parisienne de 1886 à 1890, la mortalité par phtisie, très notable de zéro à cinq ans, présente son minimum de cinq à dix ans et atteint son maximum entre trente et quarante-cinq ans. La mortalité est encore très forte de cinquante à soixante ans; elle diminue à partir de soixante ans.

Sexe. — Au dire de Laënnec « les femmes sont plus sujettes à la phtisie que les hommes ». La plupart des statistiques modernes aboutissent à prouver le contraire. En Prusse, celles déjà citées de Würzburg donnent une proportion de 35,48 hommes pour 28,55 femmes sur 10 000 vivants. A Copenhague (Lehmann), pour le même nombre d'individus on trouve 35,36 hommes pour 26,14 femmes. En Suède, les chiffres sont à peu près les mêmes, 34 pour 25. Au contraire, en Amérique et en Angleterre les femmes sont plus sujettes à la phtisie. En Amérique on note 18,8 pour les femmes, 17,4 pour les hommes sur 10 000 vivants. En Angleterre les femmes sont dans la proportion de 24,83 p. 10 000, les hommes ont comme chiffre 24,67. D'après les statistiques de Bertillon, la phtisie à Paris est de beaucoup plus fréquente chez les hommes. Jusqu'à l'âge de quinze ans il y a égalité entre les deux sexes, mais à partir de cet âge les différences vont en s'accentuant. Sur 100 000 décès :

de 15 à 20	ans	on trouve	603	hommes	402	femmes
20 à 25	—	—	603	—	492	—
25 à 30	—	—	770	—	487	—
30 à 35	—	—	893	—	475	—
35 à 40	—	—	875	—	409	—
40 à 45	—	—	862	—	343	—
45 à 50	—	—	760	—	282	—
50 à 55	—	—	672	—	258	—
55 à 60	—	—	588	—	201	—
60 à 65	—	—	500	—	191	—
65 à 70	—	—	307	—	121	—
70 à 75	—	—	201	—	113	—

Milieu. — Le nombre des microbes, comme le nombre des phtisiques est proportionnel à l'agglomération des êtres. Le séjour dans ces agglomérations, quelles qu'elles soient, villes, casernes, hôpitaux, pénitenciers, couvents, théâtres, ateliers, bureaux, etc., est une cause de prédisposition à la tuberculose.

Une statistique de Lagneau publiée dans le *Bulletin de l'Académie de médecine* (1894) montre bien cette influence de l'agglomération dans les villes. Cet auteur a étudié la mortalité par phtisie en 1881, par 1000 habitants, dans 662 villes de France.

Paris	4,90
11 villes ayant plus de 100 000 habitants.	3,63
46 villes de 30 000 à 100 000 —	3,05
50 — 20 000 à 30 000 —	2,88
127 — 10 000 à 20 000 —	2,71
332 — 5 000 à 10 000 —	2,16
95 chefs-lieux d'arrondissement ayant moins de 5 000 habitants	1,81

La tuberculose est d'autant plus fréquente que les villes ont une population plus dense. Pour expliquer ce fait, il faut accuser non seulement la plus grande facilité de contagion dans les villes, mais les excès de tout genre et surtout l'alcoolisme, l'insalubrité des logements et leur exiguïté, l'impureté de l'air, qui diminuent la vitalité de leurs habitants.

La tuberculose est fréquente dans l'armée et la proportion des cas observés de cette maladie a été croissant de 1888 à 1895, au point de passer de 5,48 à 10 p. 100 (Grancher). On aurait tort d'accuser la contagion dans tous les cas, car on se hâte de mettre à la réforme les tuberculeux qui ont donné la preuve bactériologique de leur nal et qui deviennent dangereux par leurs expecorations. La plupart du temps, il s'agit de sollats atteints de tuberculose latente, qui, déprimés)ar les fatigues du service militaire, une nourriure laissant parfois à désirer, et surtout par la nauvaise ventilation des chambrées, sont envahis ar l'infection tuberculeuse, à laquelle ils auraient ésisté dans des conditions hygiéniques meilures.

Les hôpitaux sont, du moins à Paris, un centre 'infection tuberculeuse. Médecins, religieuses, mployés de toute sorte y contractent souvent germe de la phtisie. Elle atteint surtout les gents hospitaliers chambrés ou en dortoir. Le rof. Landouzy, étudiant la mortalité décennale ces agents par tuberculose, a trouvé une pro-)rtion de 217 décès par cette maladie sur)9 décès généraux, soit 36,22 p. 100.

Dans les prisons la mortalité par tuberculose

est énorme. Elle a été bien démontrée en Prusse par Cornet, qui a constaté que de 1875 à 1890, sur 7029 cas de morts survenus parmi les prisonniers, 3221 sont dus à la tuberculose, soit 47,57 p. 100.

La tuberculose pulmonaire décime les couvents, surtout les couvents de religieuses cloîtrées. Dans les pensionnats, ce sont surtout les internes qui sont sujets à la maladie, ce qui démontre que le dortoir commun doit être particulièrement incriminé.

Professions. — Elles ont une influence considérable sur le développement de la phtisie. Celles qui sont compatibles avec un travail à l'air libre et pur donnent le minimum de mortalité. Au contraire, les ouvriers qui ont un travail sédentaire et ceux qui sont exposés à des atmosphères chargées de poussières paient un tribut plus considérable à la maladie. Les chiffres suivants nous édifieront à ce sujet.

Kummer, étudiant en Suisse, de 1879 à 1882 la mortalité par phtisie des habitants entre quinze et soixante-dix-neuf ans, trouve que les marbriers et les tailleurs de pierre sont en première ligne 10,47 pour 1000 individus vivants; viennent ensuite les serruriers, 7,2; les imprimeurs et typographes, 5,5 ; les horlogers, 5,19 ; les tonneliers, 5,08 ; es boulangers, 5,05 ; les tailleurs, 4,96 ; les bouchers et charcutiers, 4,78 ; les menuisiers, 4,74 ; es commerçants, agents d'assurances, les fonctionnaires et employés publics, 4,45 ; les cordonniers, 4,35 ; les instituteurs, 4,31 ; les mineurs, 4,22 ; es fabricants de produits chimiques, 4,17 ; les naçons et gypseurs, 4,11 ; les meuniers, 4,06 ; les mployés des postes et télégraphes, 3,97 ; les forgerons et maréchaux, 3,89 ; les restaurateurs, abaretiers, 3,87 ; les mécaniciens, 3,83 ; les aubergistes, 3,79 ; les charpentiers, 3,72 ; les médecins, ,53 ; les employés des ponts et chaussées, des ultes et instruction publique, 3,26. Les individus ivant au grand air ont la plus faible mortalité : griculteurs, 2,10 ; employés de chemins de fer, ,84 ; sylviculteurs, 1,75.

Une statistique publiée en Italie en 1892 nous onne le nombre de décès par phtisie pour 1000 écès généraux. Ce sont les écoliers, les étuiants et séminaristes qui sont en tête de la liste, vec une proportion de 459,0 pour 1000. Par dre, nous avons ensuite : les typographes, lithoraphes et relieurs, 347,6 ; les clercs d'études et ommis de magasins, 248,0 ; les soldats, 202,4 ; les illandiers, mécaniciens, chauffeurs, fondeurs,

187,2; les tailleurs de pierre, sculpteurs, marbriers, 185,7; les écrivains, les copistes calculateurs, 180,5; les chaudronniers, 178,7; les menuisiers et charpentiers, 167,9; les employés publics et privés, 162,8; les cordonniers, 149,5; les tailleurs, 141,2; les boulangers, 141,1; les bouchers, 122,8; les maçons, 112,2; les cochers, 107,4; les commerçants, banquiers, agents de change, 104,1; les hôteliers, traiteurs, cantiniers, 100,5; les tanneurs 100,0; les meuniers, 97,7; les mariniers, 86,1; les médecins, vétérinaires, 61,2; les chimistes, pharmaciens, 61,0; les capitalistes propriétaires, 58,7. Chez les agriculteurs, il n'y a que 55,8 décès; chez les avocats, notaires, magistrats, 49,2; les prêtres, les moines, 46,3; les bergers et facteurs, 44,6.

En Angleterre (William Furr et Ogle), ce sont les imprimeurs qui paient le plus fort tribut à la phtisie, 430,1 sur 1000 décès; puis viennent les ouvriers en drap de Manchester, 340; les fabricants de couteaux, 283,5; les cordonniers, carriers, potiers, tailleurs, maçons, fabricants de limes, 274,4 à 259,6. La mortalité est très faible chez les pêcheurs, fermiers, ouvriers agricoles, 131,9, 163,2 et 174. Les mineurs, contrairement à l'opinion générale, paient un faible tribut à la phtisie 169 p. 1000, sauf ceux de Cornouailles, qui travaillent dans les mines d'étain et de plomb, 375,2 p. 1000.

Plusieurs maladies prédisposent à la tuberculose, en première ligne toutes celles qui sont pro-luites par une inflammation des bronches, du issu pulmonaire : *bronchites*, *broncho-pneumonies*, *neumonies*. Tout ce qui diminue la résistance des cellules pulmonaires favorise le développement de 'infection tuberculeuse. On admet aussi pour la ronchite qu'elle a pour résultat, en dépouillant a muqueuse de son épithélium, de permettre l'ino-ulation plus facile du virus tuberculeux.

Pleurésie. — Landouzy a démontré que la plu-art des pleurésies que l'on désignait sous le om de pleurésies aiguës, *a frigore*, étaient d'ori-ine tuberculeuse. On ne devient donc pas tuber-uleux parce qu'on a eu une pleurésie, mais on une pleurésie parce que déjà le bacille tuber-uleux exerce son influence fâcheuse sur les ssus pleuraux : il y détermine une tuberculose cale. Il ne faudrait pas croire cependant que utes les pleurésies aiguës soient tuberculeuses. on nombre d'entre elles sont consécutives à une eumonie ou à une broncho-pneumonie, à un umatisme articulaire aigu, à une infection générale de l'économie, aux néphrites et aux maladies du cœur. Enfin l'anatomie pathologique a démontré que, dans certains cas, la plèvre était seule en cause et qu'il ne fallait pas rejeter absolument la pleurésie *a frigore*. Il est certain que toutes ces pleurésies indépendantes de la tuberculose, en diminuant la vitalité pulmonaire, sont une cause prédisposante de l'infection.

Grippe. — Dans les dernières épidémies que nous avons traversées, on a maintes fois accusé cette maladie d'avoir fait germer la tuberculose. Il n'en est rien, mais souvent la grippe a fait évoluer plus rapidement des tuberculoses existant déjà, ou elle a fait réapparaître des manifestations tuberculeuses chez des individus dont la maladie paraissait éteinte depuis longtemps.

Hémoptysie. — Elle est presque toujours causée par la présence de tubercules dans le tissu pulmonaire. On n'admet plus que l'hémoptysie puisse être cause du développement de la phtisie (phtisis ab hemoptoe). Cependant après un traumatisme du poumon, Tessier, Dénucé, Sokolowski, d'après des observations personnelles, croient que l'hémoptysie peut précéder l'éclosion des tubercules.

Parmi *les fièvres éruptives*, la scarlatine n'a

aucune influence sur le développement du bacille tuberculeux. Il n'en est pas de même de la rougeole et de la variole. La rougeole détermine la tuberculisation, non pas comme maladie générale, mais en raison de sa manifestation locale sur les bronches et le poumon (Hérard, Cornil et Hanot). Quant à la variole, Landouzy a dit le premier qu'elle crée un terrain favorable à l'éclosion de la tuberculose (Congrès de la tuberculose de 1888). Le fait a été confirmé par plusieurs observateurs, récemment encore par Lop et par Chauvain. Landouzy, sur 300 variolisés hôpitaux, n'en a trouvé que 11 qui ne fussent pas tuberculeux. C'est là une proportion énorme, telle qu'on se demande comment cette influence de la variole avait pu passer si longtemps inaperçue. La tuberculose se produit en général tardivement, vingt ans après la variole, sous forme de pleurésie, péritonite, tumeur blanche, tuberculose cutanée et ganglionnaire, surtout tuberculose pulmonaire. Ces tuberculoses ont une marche torpide et une tendance à la transformation fibreuse.

Plusieurs maladies chroniques favorisent le développement de la tuberculose. Il faut citer en première ligne le *diabète*. Roux et Nocard ont démontré que les milieux sucrés étaient favorables au développement du bacille tuberculeux. Est-ce la cause de la fréquence de la tuberculose chez les diabétiques? D'après Bouchard elle se produit surtout quand en même temps que le diabète on constate l'albuminurie. « La phtisie diabétique existe presque exclusivement chez les malades qui sont en même temps albuminuriques; j'ai vu l'albuminurie faire défaut une seule fois dans la phtisie diabétique et j'ai vu la phtisie survenir dans près de 1/5 des cas (18 p. 100) chez les diabétiques albuminuriques, tandis que dans la totalité des cas de diabète, la phtisie ne survient que 8 fois sur 100. »

L'*albuminurie* ne peut être regardée comme une cause de tuberculose. Si on la constate souvent en même temps que la tuberculose, c'est qu'elle en est une complication, les toxines éliminées par le bacille tuberculeux pouvant déterminer une irritation rénale qui se traduit par la présence de l'albumine dans les urines. C'est ainsi qu'il faut expliquer l'albuminurie prétuberculeuse décrite par Teissier.

Parmi les maladies du cœur, il en est une qui s'accompagne souvent de tuberculose pulmonaire : c'est le rétrécissement de l'artère pulmonaire dont nous avons déjà parlé. L'artério-sclérose est aussi une cause prédisposante de tuberculose, de même que l'anévrysme de la crosse de l'aorte.

Les maladies du tube digestif prédisposent à la tuberculose en apportant une entrave à la nutrition. C'est ainsi qu'agissent les rétrécissements traumatiques ou cancéreux de l'œsophage, les dyspepsies et l'ulcère simple de l'estomac, les entérites chroniques.

La *syphilis*, qui a une influence déprimante si profonde sur l'organisme, favorise l'évolution du bacille de Koch.

L'*alcoolisme* a comme terminaison fréquente la tuberculose. Aucune circonstance n'est plus apte à favoriser la prédisposition à la tuberculose que les excès de boisson (Lancereaux).

La *scrofule* était autrefois considérée comme une maladie générale caractérisée par des lésions diverses survenant du côté des parties molles et des os, et surtout par l'engorgement et la suppuration des ganglions lymphatiques. On lui décrivait une phase prodromique caractérisée par un habitus spécial du sujet : peau blanche et fine, formes arrondies, ailes du nez et lèvre supérieure volumineuses, grosses articulations. On divisait la scrofule confirmée en quatre périodes : la première avec les gourmes, c'est-à-dire l'eczéma et l'impétigo, la blépharite et le coryza chroniques, l'hypertrophie amygdalienne et les adénites multiples; la deuxième avec les scrofulides de la peau et des muqueuses, la suppuration des adénites; la troisième, avec les abcès froids du tissu cellulaire, les ostéo-périostites, les caries, le spina-ventosa, les tumeurs blanches; la quatrième avec les affections viscérales, la phtisie pulmonaire et pleurale, la phtisie abdominale de l'intestin, des ganglions, les lésions de la prostate, vessie, rein, testicule, ovaires, corps vertébraux. Enfin survenait la cachexie, avec la diarrhée, les suppurations diverses, l'albuminurie et la dégénérescence amyloïde.

De cette entité morbide, il ne reste rien, sauf la dénomination, qui a de telles racines que notre génération médicale continue et continuera à s'en servir. Presque toutes les lésions que nous avons citées ont été successivement reliées à la tuberculose. Nos moyens d'étude perfectionnés par la bactériologie ont permis de démontrer que les lésions scrofuleuses, aussi bien superficielles que profondes, sont des tuberculoses locales et atténuées. Quand le microscope n'a pu révéler la présence du bacille dans les tissus morbides, l'inoculation aux animaux a démontré la nature tuberculeuse de ces produits.

Il n'est plus resté de cet ensemble de symptômes que ceux de l'habitus extérieur, avec la tendance aux inflammations chroniques des muqueuses, mais ce n'est là qu'un des attributs du tempérament lymphatique. Quant aux gourmes, elles sont produites par la présence de microbes dont le lymphatisme favorise le développement.

Ces tuberculoses atténuées, rangées autrefois dans la scrofule, renferment le bacille caractéristique, mais il y est rare et difficile à découvrir. C'est pour cela que l'origine véritable de la maladie a été longtemps méconnue.

L'identité des deux virus tuberculeux et scrofuleux paraît maintenant bien établie et nous ne pouvons rappeler ici les phases par lesquelles cette question a passé. On peut résumer la question en disant avec Straus : « Les tuberculoses localisées ou bénignes doivent leur caractère de bénignité moins à la qualité même du virus qu'à certaines particularités du terrain sur lequel le virus se développe et à la réceptivité moindre des sujets ou des organes envahis ». C'est ainsi qu'il faut expliquer, contrairement à l'opinion commune, la rareté de l'infection tuberculeuse, et partant de la tuberculisation pulmonaire, chez ceux qu'on appelait autrefois des scrofuleux. Marfan s'est fait le défenseur de cette doctrine et il est facile de citer des observations à l'appui. Il ne s'agit pas d'une atténuation véritable, mais d'un affaiblissement du virus, selon la remarque de Straus, et si le terrain se modifie pour des causes diverses, ce virus reprend son activité première et l'infection générale suit ses phases ordinaires.

Certains états physiologiques sont des causes prédisposantes de tuberculose, et en particulier tout ce qui a trait à la vie génitale. En première ligne, il faut mettre la grossesse et la lactation. Chez les femmes prédisposées, l'une et l'autre sont des causes puissantes d'affaiblissement capables d'amener l'éclosion d'une tuberculose.

Elle est la terminaison d'un grand nombre de maladies chroniques à détermination nerveuse primitive, ataxie locomotrice, atrophie musculaire progressive, neurasthénie, etc. C'est le moyen qu'emploie la nature pour éliminer les sujets dégénérés et en état d'infériorité organique.

Tous les surmenages physiques, intellectuels, vénériens, les passions tristes, tout ce qui déprime l'individu par un moyen quelconque, prédispose à la tuberculose.

Le traumatisme peut être la cause de l'éclosion d'accidents tuberculeux, mais à la condition qu'il se produise sur un organisme prédisposé, soit par la scrofule, qui n'est qu'une tuberculose atténuée, soit par une tuberculose latente. Il faut encore que l'organe irrité soit un de ceux dans lesquels le tubercule se développe spontanément, comme le poumon, les organes génitaux, les articulations, etc. Un des exemples les plus connus de tuberculose déterminée par le traumatisme est celui des mariniers du Rhône devenant phtisiques par l'usage de la gaffe appelée *harpi* qu'ils appuient sur le haut de la poitrine pour conduire leur bateau. C'est ainsi encore qu'une contusion ou un froissement des organes génitaux devient le début d'une tuberculose génitale.

Dans un grand nombre d'observations de tuberculose pulmonaire, le refroidissement est considéré comme ayant été la cause du développement de la maladie. C'est là une fausse interprétation des faits. Les individus qui subissent le refroidissement sont déjà en possession d'une tuberculose latente et en état de déchéance organique. La congestion pulmonaire produite par le traumatisme détermine l'infection tuberculeuse.

CHAPITRE IV

Immunité.

Si l'organisme humain subissait les atteintes du virus tuberculeux toutes les fois qu'il se trouve en contact avec lui, depuis longtemps notre race serait éteinte. A moins d'habiter le désert, il est impossible d'éviter absolument la contagion qui est inséparable des agglomérations humaines.

Nous avons relaté les expériences de Straus, qui, dans les milieux hospitaliers, a trouvé le bacille tuberculeux dans les cavités nasales de neuf individus sur vingt-neuf mis en observation. Or il est bien certain que ces neuf individus ne sont pas devenus tuberculeux.

Dans les ménages où existe un tuberculeux, le mari peut être contagionné par la femme et la femme par le mari, mais en réalité cette contagion est exceptionnelle, et cependant les rapports entre époux sont si intimes qu'il est à peu près impossible de supposer que les conditions du contage n'ont pas été maintes fois réalisées.

Pour que l'infection tuberculeuse ait lieu, il faut que l'organisme humain soit disposé à le recevoir, qu'il soit, comme le disait Trélat, « bon bouillon de culture »; or, dans l'état de santé, il n'en est pas ainsi : un individu sain est réfractaire à cette infection.

Cet état particulier de l'organisme s'appelle l'*immunité*.

Il y a deux étapes dans la pénétration du virus tuberculeux. Il faut d'abord une inoculation. Dans les conditions ordinaires, celle-ci se fait par une muqueuse. Si rien ne s'y oppose, le bacille se fixe sur cette muqueuse et s'y développe. Mais tout n'est pas dit quand le bacille s'est ainsi installé. Souvent, il reste localisé en un point limité de l'économie, sans tendance à se diffuser La tuberculose reste locale et peut s'éteindre; autour du processus tuberculeux il se fait une sclérose et une oblitération des vaisseaux sanguins et lymphatiques, comme une barrière qui empêche le virus de se diffuser.

C'est ainsi qu'il faut expliquer la fréquence des lésions tuberculeuses trouvées dans les autopsies de sujets ayant succombé à d'autres maladies que la tuberculose. M. Brouardel, sur l'ensemble des individus ayant dépassé trente-cinq ans, et morts à la suite d'accidents ou de crimes, dont il a autopsié les corps, a trouvé des lésions actuelles ou cicatrisées dans 75 p. 100 des cas (*Thérapeutique des maladies infectieuses*, Bouchard, 1889, p. 329). Cependant ces tubercules, qu'on appelle tubercules de guérison, peuvent conserver leur virulence et leur inoculabilité (*Semaine médicale*, 1892, p. 191). Ils persistent ainsi dans l'économie, *à l'état latent*, comme une perpétuelle menace.

Comment l'organisme se défend-il contre le germe infectieux, quelle est la cause intime de cette immunité? Nous n'avons pas encore dépassé le champ des hypothèses. Pour Metchnikoff, cette immunité résulterait de l'énergie de certaines cellules qu'il appelle *phagocytes* et qui seraient capables d'englober d'abord et de détruire ensuite les microbes ennemis. Pour être en état d'immunité, il suffirait d'avoir de bons phagocytes. Outre les leucocytes, sont considérés comme jouissant de la phagocytose les cellules émanées du tissu conjonctif, les cellules nerveuses et endothéliales, les fibres musculaires.

Roux, Chamberland, Bouchard admettent un *état bactéricide, antitoxique* du sérum. Il existerait à l'état normal chez ceux qui possèdent l'immunité naturelle. On a cherché à le produire chez ceux qui ne le possèdent pas, à créer l'immunité acquise comme on y est parvenu plus ou moins complètement pour certaines maladies, la variole, la diphtérie, le tétanos, la rage.

Pour la tuberculose, ce résultat, malgré l'ardeur des bactériologistes, n'a pas été réalisé. Daremberg a groupé de la manière suivante les tentatives d'immunisation qui ont été faites :

1° En donnant au malade une autre maladie ;

2° En inoculant une tuberculose atténuée ou tout au moins affaiblie ;

3° En inoculant la tuberculose des oiseaux ;

4° En inoculant les produits de la vie et de la désassimilation des bacilles de la tuberculose humaine (tuberculine de Koch) ;

5° En inoculant le sang ou le sérum sanguin d'un animal que l'on supposait être réfractaire à la tuberculose ;

6° En inoculant le sérum d'animaux tuberculeux.

Ces diverses méthodes ont été analysées et discutées dans le *Traitement de la phtisie pulmonaire*.

Aucune n'a donné de résultats certains. Landouzy, dans un livre récent, *Les Sérothérapies*, les appréciait (1895-1896) en ces termes :

« Les sérothérapies anti-tuberculeuses n'ont donné que de très médiocres résultats. S'il est vrai qu'au laboratoire on ait constaté, sous l'influence de ces sérums, quelques modifications dans l'évolution des tuberculoses expérimentales, s'il est vrai que, dans quelques cas, la marche de la tuberculose paraisse avoir été ralentie, je vous répète que jamais un cas de guérison authentique n'a été communiqué.

« Si du laboratoire vous passez à la pratique, à la thérapeutique humaine, vous avez des résultats plus faibles encore. Pour moi, qui ai fait beaucoup de sérothérapie canine anti-tuberculeuse, je n'ai jamais vu, ni au point de vue local, ni au point de vue général, de résultats vraiment dignes d'être retenus. Je reconnais que certains tuberculeux paraissent avoir tiré des injections de sérum quelques bénéfices, tels, par exemple, la diminution des sueurs, le retour passager des forces, l'augmentation de l'appétit. Mais il faut avouer que, quel que soit le sérum employé, beaucoup de malades auxquels on fait des injections paraissent en être heureusement influencés. »

Dans ce même livre, le professeur Landouzy étudie longuement le sérum de Maragliano, de Gênes, auquel on accorde en Italie une grande confiance. La médication est sans nocuité et paraît avoir donné quelques bons résultats. Elle agirait plutôt contre la toxinémie tuberculeuse que contre l'infection tuberculeuse elle-même, c'est-à-dire qu'elle combattrait les inconvénients des toxines tuberculeuses sans atteindre la cause même du mal.

« Quoi qu'il advienne de la valeur thérapeutique — valeur que la clinique se chargera bien d'établir — du sérum de Maragliano, je serais bien étonné si l'emploi qu'on en fera sur de nouveaux malades lui révélait d'autres propriétés que ses qualités antitoxiques, la spécificité antimicrobienne ne paraissant pas son affaire. D'après cela, un sérum qui demain nous serait apporté, spécialement ou spécifiquement antimicrobien, c'est-à-dire vraiment antituberculeux, primerait en valeur et en importance le sérum de Maragliano et rendrait en quelque sorte celui-ci d'application superflue. »

Plus récemment encore, au Congrès de la tuberculose de 1898, Landouzy constate de nouveau notre impuissance à conférer l'immunité tuberculeuse. « La sérothérapie appliquée à la tuberculose ne nous a pas donné encore de résultats assez appréciables, assez constants, assez complets, et s'appliquant suffisamment à la généralité des affections tuberculeuses, pour que nous nous croyions en pleine puissance d'un traitement vraiment spécifique, immunisateur et curateur. La meilleure des sérothérapies antituberculeuses reste loin encore de la sérothérapie préventive antitétanique, et ne peut prétendre comparer ses effets à ceux que donne la sérothérapie antidiphtéritique si nettement préventive et curative. » (*Rapport sur l'emploi du sérum et des toxines dans le traitement de la tuberculose.*)

On a prétendu que l'immunité naturelle existait dans certaines contrées. « D'innombrables auteurs disaient que la phtisie était très rare sur les côtes de la Méditerranée ou dans les forêts de sapins. Ch. Martin et Delaunay prétendaient qu'elle était encore plus rare en Islande, en Laponie et au Spitzberg; Beneke arrivait au même résultat pour les îles de la mer du Nord, comme Norderney et Héligoland; Boudin affirmait que la phtisie est inconnue sur les côtes humides et marécageuses où règne la malaria. On a dit qu'il n'y avait pas de phtisiques sur les hautes montagnes des Andes à 3 ou 4000 mètres d'altitude; mais on a dit aussi que les steppes de la Tartarie et le désert, situés à 50 mètres au-dessus du niveau de la mer, ne contiennent pas de tuberculeux; de sorte que les plaines et les régions basses avaient autant de droit à l'immunité que les montagnes.

« Pendant vingt ans, après que l'enthousiasme pour l'air marin se fut apaisé, on ne jura que par les altitudes. La montagne recelait dans ses flancs tous les spécifiques contre la phtisie : la fixité de a température, d'après Hirsch; l'air tonique et 'augmentation de l'énergie cardiaque, pour Brehmer; pour Jourdanet, Jaccoud et la généra-ité des auteurs français, un air moins dense envoyant dans le poumon moins d'oxygène à chaque respiration et forçant la poitrine à se dilater plus profondément et plus fréquemment. Enfin on ne pouvait manquer de dire que l'air des montagnes est aseptique et microbicide. Il est certain que Pasteur, Freudenreich, Miquel, ont démontré que le nombre des microbes contenus dans l'air va en diminuant quand la hauteur augmente, parce que plus on monte, moins on trouve d'êtres vivants, hommes et animaux. Le nombre des microbes, comme le nombre des phtisiques, est proportionnel à l'agglomération des êtres; il y a peu de phtisiques sur les montagnes, parce qu'il y a peu d'habitants; on peut en dire autant des steppes. Si l'on crée des agglomérations d'humains mal nourris, mal vêtus, mal aérés, sur le sommet des pics et au milieu du désert, on verra la phtisie s'y répandre tout aussi rapidement qu'à Paris ou à Londres.

« Il n'y a pas d'air possédant l'immunité, pas plus celui d'Orenbourg ou de Samara, que celui de Davos ou de Mexico, que celui de Görbersdorf, de Cannes ou du Caire. » (Daremberg, *Traitement de la phtisie pulmonaire.*)

Il existe certains états pathologiques qui, sans conférer une immunité contre la tuberculose, en rendent l'évolution difficile et quelquefois exceptionnelle. L'emphysème généralisé, parmi les maladies du poumon, s'accompagne rarement de tuberculose. Au contraire l'emphysème localisé s'observe souvent en même temps que des lésions tuberculeuses, mais il s'agit alors d'un emphysème qu'on a appelé vicariant. Les cicatrices pulmonaires tendent à raréfier le tissu pulmonaire et à en élargir les vacuoles.

L'asthme est considéré comme antagoniste de la tuberculose : on observe rarement des tubercules chez des asthmatiques vrais, c'est-à-dire quand l'asthme est essentiel. Quand plus tard il se complique d'un état de bronchite chronique, l'exclusivisme n'est pas aussi absolu, et les vieux asthmatiques peuvent fort bien mourir tuberculeux.

La congestion pulmonaire chronique qu'engendrent les lésions mitrales semble aussi dans bien des cas être un obstacle à l'éclosion des ubercules. En particulier le rétrécissement mitral a été considéré comme antagoniste de la tuberculose. Cependant les autopsies montrent parfois des tubercules dans les poumons des cardiaques et, au dire de Potain, le rétrécissement mitral acquis serait seul une sauvegarde, car le rétrécissement congénital y prédispose plutôt, de même que le rétrécissement aortique.

La chlorose vraie s'accompagne rarement de uberculose, mais il faut se garder de confondre avec elle l'anémie prétuberculeuse, qui lui ressemble par plusieurs côtés.

Le saturnisme, l'impaludisme, le syphilis, la ièvre typhoïde, la scarlatine, le cancer ont été onsidérés comme produisant des terrains réfracaires à la tuberculose, mais les preuves qui ont té données pour le démontrer pourraient être éduites à néant par d'autres preuves non moins onvaincantes.

La doctrine de l'antagonisme de l'arthritis, si elle n'a pas une base plus solide, a des partisans plus nombreux. Nous avons toujours pensé que toute altération de la constitution favorise l'éclosion de la tuberculose : pourquoi l'arthritis aurait-il un privilège spécial? Jamais un arthritique ne jouira, en présence du bacille tuberculeux, d'une immunité pareille à celle que possède un individu sain. On peut admettre toutefois que le bacille implanté sur un terrain arthritique y trouve un milieu défavorable à sa pullulation et possédant une influence sclérogène.

CHAPITRE V

Comment on évite la tuberculose.

Nous avons vu qu'en dehors de cas exceptionnels où la tuberculose est congénitale, elle résulte d'un contage qui peut se faire par diverses voies. Il faudra par tous les moyens possibles éviter ce contage. Il faudra redoubler de précautions quand il s'agira d'individus qu'une hérédité fatale rend plus sujets à cette terrible maladie, et il faudra aussi par une sélection prudente, au moment du mariage, diminuer ces influences héréditaires. Enfin on devra fuir les causes prédisposantes et fortifier l'organisme de manière à ce que le germe tuberculeux, s'il vient à s'ensemencer, trouve un terrain sain sur lequel il ne puisse germer.

Les crachats des tuberculeux sont les principaux agents de la contagion. On ne saurait donc avoir trop de précautions pour en annihiler les effets nocifs. Un malade soucieux de la santé de ceux qui l'entourent et désireux de ne pas se réinfecter quotidiennement doit faire usage de crachoirs. Les expériences de Cornet que nous avons citées au chapitre Contagion démontrent l'importance de cette pratique.

Le tuberculeux doit éviter de cracher non seulement dans les habitations, mais sur le sol en dehors d'elles. Autant que possible il ne crachera pas dans un mouchoir de poche. Dans le cas où il serait forcé de se servir du mouchoir, celui-ci devra être mis à part et désinfecté en dehors du linge commun.

Les crachoirs [1] eux-mêmes, pour constituer une précaution efficace, doivent être construits suivant certaines règles. Ils doivent contenir un liquide antiseptique ou être munis d'un couvercle afin que les mouches ne puissent en s'y posant se charger de virus tuberculeux et le disséminer. Trop souvent encore dans les monuments publics et même dans les hôtels, les gares de chemin de fer, les crachoirs sont largement

1. Nous avons reproduit, à la fin de ce livre, la communication que nous avons faite à ce sujet au Congrès de la tuberculose.

ouverts et remplis de sciure de bois ou de sable. On crée ainsi volontairement des poussières bacillifères que les robes des dames soulèvent et dispersent dans l'air.

Les formes de crachoirs sont nombreuses et les modèles sont divers suivant les pays. On peut les diviser en crachoirs fixes et crachoirs mobiles.

Les crachoirs fixes sont des vases de porcelaine, de verre ou de métal émaillé. Ils sont recouverts d'un entonnoir avec large ouverture ou d'un couvercle mobile, afin que les matières expectorées soient dissimulées aux regards. On doit les fixer à une certaine hauteur, pour qu'il soit facile de ne pas projeter les crachats à côté du vase destiné à les recevoir.

Les crachoirs mobiles sont ceux que le malade peut emporter avec lui. Le modèle le plus pratique est celui de Detweiler, qui est un crachoir de poche. Il se compose d'un récipient en verre fermé en bas par un bouchon en pas de vis, ouvert en entonnoir en haut et muni d'un couvercle. Le contenu ne peut se renverser, et pour vider le crachoir il suffit de dévisser le bouchon inférieur. Le malade au lit peut se servir de modèles plus simples, qui consistent généralement en vases munis d'un couvercle ou d'un entonnoir ouvert en bas.

Quel que soit le crachoir, il est indispensable d'en faire souvent une désinfection soigneuse. Les matières expectorées peuvent être vidées dans les fosses d'aisances, où les microbes saprogènes tuent rapidement les bacilles tuberculeux, mais il est préférable de les stériliser au préalable par une ébullition prolongée. Au sanatorium de Ruppertshain, les crachats sont absorbés par de la tourbe et le tout est brûlé. Il faut se garder de jeter ces matières sur des fumiers ou de les enfouir dans la terre, car elles peuvent contaminer les poules et les animaux domestiques, et il a été démontré que les vers de terre ramènent à la surface les bacilles qu'on a déposés à une certaine profondeur dans le sol.

Quand le crachoir a été vidé, il faut le désinfecter. La méthode la plus simple consiste à le faire bouillir un quart d'heure dans une solution de cristaux de soude que l'on trouve partout. On évite ainsi d'user de désinfectants très concentrés et par suite d'un maniement difficile. On vend maintenant des crachoirs en papier durci d'un prix peu élevé : la désinfection s'en fait en brûlant contenant et contenu.

Ceux qui donnent leurs soins aux tuberculeux, comme les malades eux-mêmes, devront s'astreindre à se laver soigneusement les mains plusieurs fois par jour et principalement avant les repas. Ils se brosseront les ongles, et s'ils ont manié des objets suspects, ils se serviront d'une solution de sublimé comme liquide désinfectant.

Tous les objets appartenant aux phtisiques sont sujets à caution et on ne saurait trop recommander les précautions les plus minutieuses aux personnes qui vivent avec des malades de ce genre. Les objets de table, vaisselle, verres, argenterie, doivent être plongés dans l'eau bouillante pendant cinq minutes au moins. *Le linge des phtisiques qui peut être contaminé, non seulement par les crachats, mais par les matières fécales et les suppurations diverses, doit être blanchi à part* et *il est indiqué de lui faire subir au préalable une désinfection par l'eau bouillante ou la vapeur*. Dans les villes de saison qui abritent de nombreux malades, on n'a pas assez de précautions à cet égard. Il existe cependant dans la plupart, à Cannes, par exemple, une blanchisserie modèle où la désinfection est faite selon toutes les règles de l'hygiène.

Si les phtisiques ne s'astreignent pas aux conditions hygiéniques que nous venons d'indiquer, ils ne tardent pas à contaminer l'habitation qu'ils occupent. Les matières expectorées se dessèchent et se répandent à l'état de poussière sur tous les objets mobiliers qui les entourent et dans les rainures des parquets. On vit alors dans une atmosphère chargée de bacilles qui ne tarde pas à infecter les individus prédisposés.

Cette infection par l'habitat est très commune. Arthaud (Congrès de la tuberculose, 1893), sur 100 tuberculeux de la classe ouvrière admet 60 p. 100 de contagion par le local. D'Hotel, dans le même Congrès, en a cité des exemples saisissants. « Marfan a rapporté l'histoire d'une véritable épidémie de tuberculose pulmonaire dans un bureau mal ventilé où travaillaient 22 employés ; en quatre ans, 13 d'entre eux succombèrent à la phtisie. Arthaud à l'usine municipale d'électricité, a trouvé 32 tuberculeux sur 35 ouvriers ; 4 d'entre eux étaient de vieux tuberculeux, les autres avaient contracté la tuberculose depuis leur entrée à l'usine. Je connais dans une belle maison de Paris une chambre de domestique où successivement trois bonnes ont contracté la tuberculose. Je connais aussi une ferme d'un petit village de Bretagne où le père et les quatre enfants moururent phtisiques; on y recueillit deux nièces nées de parents tuberculeux qui devinrent aussi phtisiques » (Daremberg).

Ces exemples montrent l'importance qu'il faut attacher aux pratiques de désinfection des locaux habités par les phtisiques.

Durant la vie, en dehors des soins à apporter pour neutraliser le danger résultant des expectorations, des déjections des malades, des contacts par les objets communs d'office et de toilette, il faut aussi s'attacher à supprimer autour des malades tout ce qui peut devenir un réceptacle pour les poussières atmosphériques et par conséquent pour les microbes. On enlèvera les tentures des lits et des fenêtres et on ne laissera que es tapis strictement indispensables. *Les parquets eront non pas balayés ni cirés, mais lavés.* Les meubles devront être aussi non pas époussetés, mais essuyés avec un linge humide. Les objets e literie seront exposés au soleil et on ouvrira argement les fenêtres afin que la lumière, ce puissant microbicide, puisse accomplir son action bienfaisante.

Lorsqu'un tuberculeux meurt, la désinfection devrait être obligatoire de même que pour une scarlatine, une variole ou une diphtérie. Le service d'hygiène se chargerait de veiller à ce que des mesures efficaces fussent prises. La ville de Cannes, à la suite d'une entente entre les propriétaires d'appartements et de villas et les maîtres d'hôtels, vient d'adopter cette mesure sanitaire. Les objets de literie, tentures, tapis, sont envoyés à l'étuve sous pression; les ustensiles de toilette, les marbres, parquets, carrelages sont lavés avec la solution de sublimé et les appartements sont désinfectés au moyen de vapeurs de formol dégagées par les appareils nouveaux dont on connaît l'efficacité.

En l'absence de ces appareils dont on ne dispose que dans les villes ou dans les centres importants, on peut avoir recours aux anciens procédés : lavages à l'eau bouillante des objets de literie, exposition prolongée au soleil des tapis, et tentures qu'on ne peut laver, lavages des meubles, parquets, boiseries, parois, au moyen d'une solution de sublimé au millième, pulvérisation de cette même solution dans tout l'appartement.

Les matières alimentaires peuvent causer la tuberculose et chacun doit veiller à sa sauvegarde, car les pouvoirs publics n'ont pas encore pu trouver le moyen de nous mettre à l'abri du contage par les voies digestives. Comme ce sont urtout les viscères qui sont dangereux, foie, eins, poumons, intestins d'animaux, tout individu oucieux de sa santé ne devra en consommer u'autant que ces organes auront été soumis à ne cuisson prolongée. Quant à la viande propre-ent dite, c'est-à-dire au tissu musculaire, l'usage n est moins dangereux. Les tubercules y sont res et l'on serait mal fondé à proscrire, par eur de la tuberculose, les biftecks et rôtis ignants. La viande crue elle-même, qui donne rfois le ténia, continue à être une des sub-ances alimentaires les plus recommandées dans s nombreuses affections du tube digestif.

Le lait n'est dangereux que s'il constitue la se de l'alimentation, comme chez les enfants les malades soumis au régime lacté. Il faut e certaine quantité de bacilles pour infecter individu, de même qu'il faut injecter plu-eurs centimètres cubes de lait à un cobaye ur que l'inoculation soit efficace. On comprend 'un enfant ou un malade qui ne boivent que lait puissent être infectés si ce lait provient ne vache tuberculeuse. Aussi ne devront-ils re usage que de lait bouilli ou stérilisé par un s nombreux procédés connus.

Dans un certain nombre de laiteries, on a la

précaution de soumettre les vaches à l'épreuve de la tuberculine et d'éliminer celles qui réagissent, c'est-à-dire qui sont tuberculeuses. Si l'on a le bonheur d'être à portée d'une de ces laiteries, on peut sans crainte absorber le lait à l'état naturel.

Nous ne saurions trop mettre en garde contre cette tendance que l'on a de croire qu'une vache grasse et paraissant bien portante n'est pas tuberculeuse. De même qu'il y a des phtisiques gras, il y a des vaches tuberculeuses grasses, et on connaît l'exemple de ce *bœuf gras* qui fut trouvé tuberculeux à l'abattoir. Dernièrement encore le directeur d'un des meilleurs hôtels de la Suisse nous racontait qu'il soumit à la tuberculine cinq belles vaches de son écurie, qui ne lui permettaient aucun soupçon. Quelle ne fut pas sa stupéfaction en apprenant que quatre d'entre elles étaient tuberculeuses ! En dehors de l'épreuve par la tuberculine, rien ne donne une absolue sécurité. Il serait à souhaiter que pour toute vache dont le lait est mis en vente, le propriétaire fût tenu de présenter un certificat constatant que la bête ne réagit pas à la tuberculine. On éviterait de cette façon, surtout chez les enfants, bien des infections tuberculeuses dont l'origine reste ignorée.

Les animaux domestiques sont aussi des véhi-ules de la contagion dont il faut se méfier. Les iseaux sont souvent tuberculeux. Les perro-uets sont dangereux à cause de la mauvaise abitude qu'ont certaines personnes de se faire mbrasser par eux. Les lésions sont caractérisées ar des végétations verruqueuses siégeant sur la ête, les joues et les commissures du bec, la ingue, le palais, le pharynx. Les poules, les iseaux de volière prennent également la tuber-ulose. Les bacilles se trouvent non-seulement ans les diverses lésions tuberculeuses, mais ans la salive, le liquide nasal, dans les excré-ents, et c'est ainsi qu'ils peuvent devenir un yer d'infection tuberculeuse. Durante a rap-orté à la Société de biologie (14 mars 1896) observation d'une femme chez laquelle s'était éveloppé un lupus de la deuxième phalange du ouce à la suite d'un coup de bec donné par un oineau.

Les chiens sont plus rarement atteints par la berculose, mais ils n'y sont pas absolument fractaires. Il ne faut jamais tolérer dans les aisons un chien qui tousse, car il peut consti-er un danger. Les chats sont plus sujets à la berculose, et c'est par les excréments qu'ils peuvent devenir dangereux, surtout dans les villes où l'on a la malpropre habitude de leur offrir, même dans des chambres habitées, des récipients pour leurs besoins journaliers.

Comment arrive-t-on à combattre la prédisposition? Il faut d'abord s'efforcer d'atténuer les fâcheuses conséquences de l'hérédité tuberculeuse, qui est la plus importante des causes prédisposantes. *On éloignera du mariage les tuberculeux non complètement guéris, et surtout les femmes.*

Quand un enfant naît dans un ménage dont l'un des conjoints est tuberculeux, *il faut autant que possible l'écarter du milieu familial.* On le confiera à une nourrice saine, qui, sous les yeux d'une personne de confiance, lui permettra de passer dans un milieu non infecté les jours de sa vie où il est le plus exposé à la contagion. C'est là une mesure facile à indiquer; en pratique, elle rencontre des difficultés parfois insurmontables. Quand l'enfant a grandi, que son séjour à la maison est moins permanent, que son contact avec les parents n'est plus, nous ne dirons pas de chaque jour, mais de chaque minute, le danger est moins grand et, avec les précautions que nous avons indiquées, son éloignement est moins nécessaire.

Hutinel, dans une communication au Congrès le la tuberculose de 1891, a bien démontré toute 'importance de cette séparation au point de vue le la santé de l'enfant. Il a pu constater que ur 18000 enfants entretenus par l'Assistance ublique à la campagne, et dont on peut dire que a plupart étaient des enfants de tuberculeux norts à l'hôpital, 16 seulement étaient tubercu-ux. « Je pourrais citer, dit Nocard, une douzaine e superbes enfants, âgés de cinq à dix ans, qui, nis en nourrice à la campagne aussitôt après la aissance, ont échappé à la tuberculose hérédi-aire à laquelle avaient succombé un ou plusieurs e leurs frères aînés. » Le docteur Hugot, de aon, dans le même ordre d'idées, a vu plusieurs is des femmes depuis longtemps tuberculeuses, ant perdu déjà plusieurs enfants de tubercu-se mésentérique ou méningée, mener à bien une ernière grossesse, puis mourir de phtisie galo-ante. Or il arrivait que ce dernier enfant, mis en ourrice, devenait superbe et échappait à la aladie.

Les enfants prédisposés devront être soumis à système d'éducation spécial. Autant que pos-ble on les fera élever à la campagne et on leur fendra l'internat dans une maison d'éducation.

Les enfants pauvres seront dirigés vers les travaux des champs, et on ne saurait trop encourager les colonies agricoles que l'on fonde maintenant pour les jeunes tuberculeux.

Les professions jouent un rôle considérable dans le développement de la tuberculose. On recommandera aux prédisposés celles qui s'accommodent d'un long séjour à l'air et mettent l'individu à l'abri des poussières.

Les prédisposés s'efforceront d'éviter la coqueluche, la rougeole, la grippe, les inflammations bronchiques, puisque ces affections sont des occasions de développement de la maladie. Ils devront se soustraire à tous les états qui affai blissent la constitution et aux surmenages d toute sorte.

Par une hygiène bien comprise on cherchera fortifier la constitution des candidats à la tuber culose, à leur préparer un terrain réfractair au développement du germe. L'habitation dan une contrée salubre, au bord de la mer, dans l montagne, ou simplement dans une campagn saine, sera la première condition à remplir. Un alimentation substantielle est nécessaire, même que la vie en plein air et les pratiqu hydrothérapiques. Il ne faut pas élever les enfan délicats dans la crainte de tout, mais les aguerrir progressivement contre le froid et la fatigue.

Dans un but de propagande hygiénique, nous avons sous la forme suivante groupé les conclusions les plus importantes de ce chapitre. Elles sont affichées dans la salle du Dispensaire de la Croix Rouge de Cannes et nous en donnons un exemplaire aux tuberculeux qui se présentent la consultation.

« La phtisie pulmonaire se propageant surtout par la respiration des poussières résultant de la dessication des crachats de tuberculeux, il est du devoir de ceux-ci de détruire ces matières, qui constituent un danger pour la santé publique.

« Ils éviteront en conséquence de cracher par terre, soit dans leur appartement, soit au dehors.

« Chez eux, ils se serviront d'un crachoir contenant une solution d'acide phénique. Le contenu sera vidé dans les fosses d'aisances et le crachoir sera tenu chaque jour pendant dix minutes dans l'eau bouillante.

« Au dehors, ils emploieront un crachoir de poche. S'ils crachent dans des mouchoirs, ceux-ci devront être bouillis pendant dix minutes avant d'être donnés à blanchir.

« Les cuillers, fourchettes et vases divers qui

« servent à l'alimentation seront plongés dans « l'eau bouillante avant d'être employés par d'au- « tres personnes.

« Les chambres habitées par les phtisiques « n'auront ni rideaux, ni tentures, ni tapis. La « lumière et le soleil doivent y entrer le plus qu'il « sera possible. On devra laver le parquet et non « le balayer.

« Les malades devront dormir seuls dans leur « chambre, à moins qu'une garde ne soit indis- « pensable. Ils devront vivre le plus possible en « plein air au dehors. Dans les appartements, les « fenêtres seront ouvertes jour et nuit en évitant « les courants d'air. »

DEUXIÈME PARTIE

HYGIÈNE CURATIVE

COMMENT ON GUÉRIT LA TUBERCULOSE

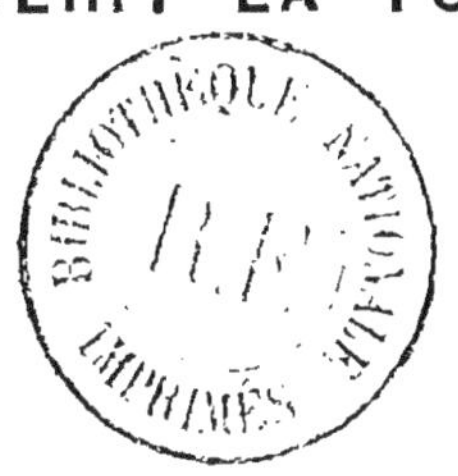

CHAPITRE I

Historique du traitement de la tuberculose par l'hygiène.

L'importance de l'hygiène dans le traitement de la tuberculose pulmonaire a été bien établie par les médecins de l'époque moderne. Les auteurs grecs et latins en font à peine mention, sauf en ce qui a rapport à la climatothérapie. Hippocrate recommandait le changement d'air, Arétée et Celse les voyages en mer. Galien envoyait les phtisiques dans la montagne, parce que la sécheresse de l'air leur était favorable, et leur conseillait une cure de lait. Généralement la phtisie était confondue avec les autres maladies pulmonaires et soignée comme elles par les « ptisanes » les plus variées.

Au moyen âge et chez les médecins arabes, les idées de Galien trouvent des partisans. Avicenne indique le séjour en Crète afin de prévenir les catarrhes. Paracelse et Van Helmont préconisent aussi l'habitation au bord de la mer.

Au dire de Thomas Willis, déjà vers le milieu du XVIIe siècle, les Anglais se dirigeaient en grand nombre tous les hivers vers le midi de la France, ce qui fait supposer que les idées médicales avaient mis les climats chauds en faveur. Boerhaave et Van Swieten, vers 1700, vantent l'altitude. Laënnec, dans son *Traité de l'auscultation médiate*, paru en 1819, se fait l'apologiste du séjour sur les bords de la mer, qui, « sont sans contredit les lieux où l'on a vu guérir un plus grand nombre de phtisiques ». Au dire de cet auteur, « depuis un temps immémorial les médecins de presque toute l'Europe envoient leurs phtisiques à Nice ou à Hyères ».

Les idées de Broussais eurent une mauvaise influence sur la cure des tuberculeux. Sous prétexte d'inflammation à combattre, on les soumet à un régime débilitant, quand on ne les saigne pas, et on recherche pour eux les climats doux, chauds et humides. Alors, au dire de Bennet, « tous les malades traités mouraient et la maladie était réputée comme incurable ».

La réaction se fit : à ce traitement débilitant

fut substitué ce que Bennet appelle le traitement sthénique de la phtisie, dans lequel entrent en jeu tous les facteurs hygiéniques capables de réveiller la vitalité affaiblie de l'individu, qui est regardée comme la cause première de la phtisie.

Dès lors naît le traitement des tuberculeux par l'hygiène, auquel deux noms doivent être attachés, ceux de Brehmer et de James Henry Bennet.

Brehmer (1854) part de faits basés sur l'anatomie pathologique pour établir la curabilité de la phtisie pulmonaire et le premier il préconise des établissements fermés, dans des contrées indemnes de tuberculose, où les malades sont soumis à une diététique sévère : séjour à l'air, alimentation, exercice méthodique et hydrothérapie.

Bennet, phtisique lui-même, vint à Menton en 1860. Il y vécut au grand air, dormit la fenêtre ouverte, loin des inquiétudes et des soucis professionnels. Guéri, il fit profiter les malades de sa méthode. « Ce qu'il faut à un phtisique, dit-il, c'est le grand air, c'est une nourriture fortifiante, c'est l'alcool, c'est l'eau froide ». Menton devint bientôt le rendez-vous des phtisiques du monde entier.

Quand, en 1882, Robert Koch eut découvert le

bacille qui porte son nom et démontré la nature microbienne de cette maladie, dont Villemin, dès 1865, avait établi le caractère infectieux, un nouveau courant d'idées s'établit et fit perdre un instant de vue le rôle capital de l'hygiène. On voulut s'attaquer au bacille directement et détruire ainsi la cause de la maladie.

Un grand nombre d'agents chimiques furent essayés successivement. Plusieurs furent efficaces *in vitro*, mais on reconnut vite qu'employés à dose suffisante dans l'organisme, avant de tuer le microbe ils tueraient l'individu. Tel fut le sort des principales substances antiseptiques, sels de mercure, d'or, acide phénique, eucalyptol, créosote, gaïacol, etc.

Nous fîmes en 1888 des essais thérapeutiques au moyen de l'acide fluorhydrique qui ne furent pas suffisamment encourageants pour être continués. Et cependant, aussi bien l'acide fluorhydrique que les autres substances ont donné parfois des résultats favorables, mais on savait mal les apprécier. On cherchait une action de ces substances chimiques sur le bacille lui-même. Or, cette action était nulle, mais on agissait sur l'organisme en modifiant sa vitalité par l'intermédiaire du système nerveux. Il n'en fallait pas davantage pour donner l'illusion d'une améliora-ion plus ou moins durable.

Les progrès faits par la bactériologie ont lonné de plus sérieuses espérances. En présence les résultats obtenus dans le traitement de la age, de la diphtérie, du charbon, du tétanos, on evait chercher dans la même voie le remède de tuberculose. Bien des méthodes ont déjà vu le our, et malgré les réclames soulevées autour 'elles, aucune n'a soutenu l'épreuve du temps.

En 1890, Robert Koch annonçait dans le *eutsche medicinische Wochenschrift* qu'il avait écouvert le remède de la tuberculose. La com-étence du microbiologiste qui lançait cette affir-ation lui donnait un énorme crédit et il y eut rs Berlin un exode de médecins et de malades. ais les résultats obtenus ne tardèrent pas à émentir les belles espérances un instant con-ıes. Cette première tuberculine de Koch restera ırce qu'elle détermine une réaction qu'on utilise our déceler la présence du bacille tuberculeux, ais elle doit être écartée du traitement des berculeux et nombre d'entre eux ont été con-dérablement éprouvés ou avancés par cette édication intempestive.

En dirons-nous autant de la tuberculine R

qui nous a été livrée l'an dernier? Les opinions sont partagées à son égard. Dans la patrie de Koch, on lui est en général peu favorable, et au Congrès de Moscou comme au récent Congrès de la Tuberculose, aucune voix imposante ne s'est élevée pour en proclamer l'efficacité Elle ne produit pas d'effet nuisible, mais elle ne paraît pas amener de modification nettemen favorable de la maladie, dans la tuberculose pulmonaire. Quelques observations seulement lu indiquent une meilleure place dans le traitemen des tuberculoses chirurgicales et en particulie des tuberculoses cutanées.

Quant au sérum de Maragliano, il sembl n'avoir donné de bons effets qu'en Italie. E France les expérimentateurs ne lui accorden qu'une médiocre valeur.

Les rayons de Rœntgen n'ont aucune actio curative.

En résumé le remède spécifique de la tuberculose est possible, mais il est encore à trouver, nous pouvons toujours regarder comme juste phrase de Bouchard dans son livre de thérapeutique générale des maladies infectieuses : « C sont les agents de l'hygiène qui doivent prim tous les autres dans le traitement de la phtisie.

CHAPITRE II

Diagnostic précoce de la tuberculose.

L'efficacité du traitement hygiénique de la phtisie dépend de l'époque où on l'instituera. Au début de la maladie, il donne souvent une guérison durable. Quand la maladie est installée depuis longtemps, les chances de guérison sont moindres. A la dernière période de la maladie, le traitement donne encore des chances de survie, mais la guérison devient une rareté. Il importe donc d'y avoir recours dès l'apparition des premiers signes de la tuberculose.

Nous avons cru bon de consacrer quelques pages à les rappeler, nous mettant dans le cas le plus général, celui d'une tuberculose débutant chez un individu paraissant antérieurement bien portant.

Les altérations de santé sont d'abord peu sensibles. Les malades accusent une diminution de leur entrain habituel, de la dyspepsie, des dérangements intestinaux, une tendance à la diarrhée, des troubles nerveux divers, de l'amaigrissement. Ou bien ils se sont enrhumés; ils toussent, ils éprouvent de légères douleurs thoraciques, parfois un véritable point de côté. La maladie peut signaler plus dramatiquement sa présence par une hémoptysie. Quand il n'existe que des troubles généraux et un peu d'amaigrisssement, les malades tardent plus longtemps à consulter le médecin que s'ils éprouvent des douleurs thoraciques ou des hémoptysies.

Dès que l'attention a été éveillée sur l'existence possible de la tuberculose, il faut s'attacher à la dépister.

On tiendra toujours grand compte des antécédents héréditaires du sujet. Quand nous avons parlé de l'hérédité, nous en avons montré toute l'importance. On s'enquerra des causes de débilitation, des contages possibles, des manifestations constitutionnelles antérieures. S'il y a de l'amaigrissement, on en cherchera la cause en dehors de la tuberculose d'abord, dans les excès de travail ou autres, dans une déperdition par un trouble organique quelconque : diabète, mal de Bright, etc

L'examen des urines est important dans tous es cas. Des urines purulentes, contenant du sang en plus ou moins grande quantité, peuvent ·évéler une *tuberculose urinaire*. Une urine fortenent acide, avec dépôts d'acide urique, est rare :hez les tuberculeux : une urine faiblement acide u alcaline, donnant à la chaleur seule un préciité indiquant la présence de phosphates en xcès, est de provenance suspecte.

La thermométrie nous a toujours rendu les lus grands services. Les tuberculeux sont des *éséquilibrés de la température*. La température noyenne normale de l'homme sain est de 37°. A état physiologique elle peut varier entre 36°,25 t 37°,5 (Wunderlich). Les variations dépassent arement un demi-degré chez le même individu. Jne température conservant son niveau normal se maintenant en équibre sous les influences iverses est habituellement l'indice d'une bonne anté. Chez le tuberculeux, on observe dès le ébut de la maladie une rupture de cet équilibre. ous l'influence d'un exercice un peu prolongé, 'un repas copieux, d'une fatigue quelconque, n peut voir le thermomètre s'élever et accuser s différences de 7, 8 dixièmes, 1 degré ou plus. ocard a signalé le même phénomène dans la tuberculose des bêtes bovines. « S'il était possible de suivre exactement l'animal, de prendre sa température chaque jour, on pourrait noter de temps à autre des hyperthermies subites et passagères, sans cause appréciable, pouvant atteindre 1°, 1°,5 et même plus » (*Tub. animale*, p. 44).

Si la température rectale est la plus précise, le moyen le plus pratique est de prendre cette température dans la cavité buccale en plaçant le réservoir du thermomètre sous la langue [1]. On construit de petits thermomètres à maxima très pratiques pour cet usage. Rien de plus commode que de prendre soi-même sa température plusieurs fois par jour et même toutes les heures. Il suffit de laisser le thermomètre en place cinq minutes. La température buccale est de deux dixièmes plus élevée que la température axillaire.

En procédant ainsi, nous avons, Daremberg et moi, constaté ces écarts de température chez des tuberculeux avant que les signes stéthoscopiques aient pu donner la moindre certitude sur la maladie du sujet.

1. Dans les sanatoriums d'altitude, où la température extérieure est très basse durant l'hiver, la température sous la langue donne des résultats inexacts et il faut recourir à la température axillaire ou rectale. (Communication orale du Dr Jaquerod, de Leysin.

L'examen du pouls est important. La tachy-ardie est fréquente. On peut dire qu'elle est de ègle de même que la diminution de la tension rtérielle. Cependant nous avons connu et con-aissons encore des tuberculeux à pouls lent et forte tension artérielle. D'après Potain il y aurait ɔuvent alors sclérose rénale et hypertrophie du œur.

L'examen du malade doit être minutieux et ɔmplet. On ne peut le faire qu'en le découvrant ıtièrement, et pour cela on procèdera partiel-ment afin d'éviter les refroidissements,

Il faudra examiner les organes génitaux (*tuber-lose génitale*) et les régions où se trouvent le us fréquemment les ganglions tuberculeux, gion carotidienne et creux sus-claviculaire en .rticulier.

Une pupille plus dilatée, une pommette, une eille plus rouges sont des signes qu'il ne faut s négliger : ils doivent toujours attirer l'atten-n vers une tuberculose au début et indiquant côté de la lésion.

L'examen du thorax doit se faire d'abord à nu. pidement l'œil doit saisir les différences dans ‹pansion pulmonaire à droite et à gauche. La :cussion pratiquée à l'aide des doigts et non du plessimètre donne tout de suite à un médecin exercé des notions exactes sur le degré d'élasticité et de densité du poumon. Il ne faut pas oublier la percussion dans l'espace interscapulaire, qui indique une notable diminution du son en cas d'adénopathie bronchique.

L'auscultation peut se faire avec l'oreille ou le stéthoscope. Nous employons l'un et l'autre. Le stéthoscope est utile pour mieux isoler un bruit morbide. Si on se sert de l'oreille, le thorax sera recouvert d'un mouchoir fin. Il ne faudra pas se contenter d'ausculter les sommets, mais passer en revue toutes les régions du thorax en rapport avec le poumon.

Avant d'appliquer l'oreille sur la poitrine, il faut s'assurer que le malade respire bien, c'est-à-dire doucement et profondément.

Le premier signe d'une tuberculose commençante, c'est l'inspiration rude (Grancher). Pour la constater, il faut ausculter successivement et comparativement les sommets, puis comparer encore avec le bruit inspiratoire dans le reste du poumon.

L'expiration prolongée, la respiration saccadée sont des signes moins précoces et moins certains. On peut entendre aussi des râles sibilants, des frottements, des craquements secs.

Les râles sibilants n'auront d'importance que s'ils sont limités à un ou aux deux sommets.

Les frottements peuvent siéger en un point quelconque de poumon. Une zone très limitée de ces bruits, même à la base du poumon, peut être l'indice d'une poussée tuberculeuse qui s'étend ensuite vers les régions supérieures. Au sommet, il est souvent difficile de les distinguer des râles sous-crépitants secs ayant leur siège dans le parenchyme pulmonaire. A la base, on peut se guider sur ce fait qu'ils sont modifiés par la position du sujet. Par exemple on peut entendre, quand le malade est debout, des frottements dans la région antérieure du thorax qu'on n'entend plus quand le malade est couché sur le dos. Le glissement des deux feuillets de la plèvre se fait plus silencieusement, parce que la pression du parenchyme pulmonaire est moindre sur la paroi thoracique.

La plupart de ces signes existent bien avant que les bacilles aient apparu dans les crachats. Celui-là serait un détestable médecin qui attendrait pour établir un traitement que l'examen microscopique ait révélé les bacilles de Koch. Quand les bacilles apparaissent, en général l'induration pulmonaire est évidente et il y a des craquements qui ont levé tous les doutes. La recherche du bacille n'est plus qu'un moyen de confirmation diagnostique.

Nous avons dans l'épreuve de la tuberculine une ressource de la plus grande puissance. Peut-on s'en servir sans faire courir des dangers aux malades?

Landouzy s'en fait l'apologiste dans son livre de la *Sérothérapie* : « Je crois à l'avenir de la tuberculine, employée comme moyen de dépister la tuberculose pulmonaire à ses premiers débuts, alors qu'elle se dénonce seulement par cette inspiration rude et basse dont Grancher nous a appris à reconnaître toute l'importance séméiotique. Je crois à l'avenir de la tuberculine, pour un peu je dirais à son indispensabilité, si nous sommes bien pénétrés de cette vérité (dont je voudrais que fût faite la pratique de tous les médecins) que, pour les exigences de la thérapeutique, le diagnostic de la tuberculose ne se fera jamais ni avec trop de promptitude, ni avec trop de certitude. »

Dès 1890, Landouzy avait déjà employé la tuberculine pour reconnaître la nature d'une pleurésie. Il avait injecté 1, 1,2 puis 2 milligrammes de lymphe de Koch et avait obtenu des élévations de température de 1°,6, 1°,8, 2°.

Hutinel, en 1895, a recours à des doses beaucoup plus faibles pour déceler la tuberculose chez les enfants. Il injecte d'abord 1/20 de milligramme et, s'il n'obtient pas de réaction, 1 puis 2, 3, 4 dixièmes de milligramme, en laissant huit jours d'intervalle entre les injections. La réaction était caractérisée par une élévation de température allant à 39 degrés, l'accélération du pouls, une fluxion autour des lésions, sans produire aucun accident. La défervescence était complète après un intervalle variant entre quarante-huit et cinquante-six heures.

Grasset et Vedel (*Bull. de l'Acad. de médecine*, 25 février 1896), dans les cas suspects, injectent 2 à 3 dixièmes de milligramme de tuberculine. La température est prise durant les jours suivants. Si la réaction n'est pas suffisante pour indiquer l'existence de la tuberculose, on fait une seconde injection de 5 dixièmes de milligramme quelques jours plus tard.

Les Drs Combemale et Baviard ont publié dans le *Bulletin médical du Nord* des observations intéressantes de tuberculoses diverses dévoilées par injection de 2 à 5 décimilligrammes de tuberculine.

Cette pratique à l'étranger a donné de bons

résultats à Schreiber (1891), Von Mayer, Denisor de Denver, Springthorpe, Epstein, Tommaso Guida.

On pourra procéder comme l'on fait Grasset et Vedel. Ils se servent d'une dilution de tuberculine à un dixième dans l'eau phéniquée à 5 pour 1000. Un gramme de cette première dilution, mis dans un demi-litre d'eau bouillie, donne une dilution à 1 pour 5000; chaque centimètre cube de cette dilution contient 2 dixièmes de milligramme de tuberculine brute.

Grancher, dans son récent mémoire à l'Académie sur la prophylaxie de la tuberculose, s'élève contre ce moyen de diagnostic. En l'absence d'expérience personnelle, il a demandé l'avis de MM. Escherich de Graz et Epstein de Prague qui ont beaucoup employé la tuberculine chez les jeunes enfants. Ces deux médecins, « tout en reconnaissant que l'injection diagnostique de tuberculine leur a rendu souvent de précieux services, la considèrent comme un réactif délicat à manier et dont il faut savoir varier la dose en tenant compte de la sensibilité et de l'accoutumance de chaque malade. Il ne faut donc pas songer à son emploi habituel dans la pratique. C'est aussi l'opinion de M. Grasset, qui a bien voulu me l'écrire, et de

M. Hutinel. Donc, jusqu'à plus ample informé et parce que la dose de la tuberculine nécessaire à la réaction varie beaucoup, d'où cette conséquence qu'on peut rester au-dessous de la dose nécessaire et méconnaître une tuberculose qui existe, cela est arrivé notamment à M. Grasset, et parce que la tuberculine n'est pas toujours sans inconvénient, *il faut renoncer à ce procédé de diagnostic.* »

Reprenant cette question devant l'Académie de médecine et au dernier Congrès de la tuberculose, le Prof. Landouzy en appelle de cette condamnation : « Je ne prétends pas que ce procédé de diagnostic délicat doive être appliqué communément. Mais je prétends rendre justiciable de la réaction à la tuberculine tous malades que je soupçonnerais de tuberculose au moment où aucune manifestation appréciable ne me sortirait de mon doute. Pour ma part, en plusieurs circonstances, j'ai pu servir au mieux de leurs intérêts des malades par l'injection de la lymphe de Koch..... Maintes observations ont prouvé que ces injections conduites avec grande prudence, avaient, pour les malades, moins d'inconvénients que d'avantages et que faites avec tact, en certains cas particulièrement difficiles, elles avaient mené vite « droit au traitement ».

Le Dr Sirot de Beaune (*Semaine médicale*, 1897) a donné comme moyen de diagnostic précoce de la tuberculose la réaction déterminée par l'injection sous-cutanée de 20 centimètres cubes de sérum artificiel ainsi composé : chlorure de sodium, 5 grammes, sulfate de soude, 10 grammes, eau distillée, 1 litre. Dans les neuf heures qui suivent l'injection, on voit chez les tuberculeux la température monter au delà de 39 degrés, puis redevenir normale vingt-quatre heures après.

Hutinel, injectant 10 centimètres cubes de sérum artificiel à des enfants atteints de diarrhée grave, avait déjà noté chez certains sujets des élévations de température atteignant de 1° à 2°,5 et démontré qu'il s'agissait le plus souvent de tuberculeux. Il comparait cette réaction à celle de la tuberculine, ajoutant qu'elle n'était pas constante chez les tuberculeux et qu'elle pouvait produire des accidents.

Dans le même ordre d'idées, Daremberg, dans une *communication à la Société de biologie*, avait montré dès 1892 que l'injection de liquide orchitique et de sérums déterminait ces réactions fébriles chez les tuberculeux.

Grancher, dans le mémoire cité plus haut, condamne également l'usage de ces sérums. « Il faut renoncer *a fortiori* à l'emploi des sérums préparés ou artificiels, surtout depuis que M. Hutinel a publié un cas de mort et un autre accident grave à la suite d'injection d'eau salée chez les tuberculeux. »

En 1891, Sticker, de Giessen, avait signalé que l'usage interne de l'iodure de potassium, à la dose de 20 centigrammes pouvait être un bon moyen de diagnostic de la tuberculose pulmonaire commençante. Sous l'influence de ce médicament, il se produit dans les parties atteintes des phénomènes de catarrhe congestif amenant des râles sonores et une expectoration dans laquelle on peut trouver des bacilles de Koch.

Le Dr Vetlesen, de Christiania, a confirmé écemment ces données. Il a employé la médicaion iodurée dans un but diagnostique chez 27 maades. Il donne 3 cuillerées à bouche par jour l'une solution iodurée à 1,5 pour 100. Chez 3 sujets, au bout de deux ou trois jours, la toux t l'expectoration augmentèrent d'une façon notable et on entendit des râles sonores en des points du poumon où l'auscultation ne décelait aucun bruit morbide. 4 fois seulement, l'examen microscopique révéla des bacilles tuberculeux dans les crachats de ces malades. Les

19 autres sujets ont été considérés par M. Vetlesen comme indemnes de tuberculose. Chez aucun d'eux on ne put trouver le bacille tuberculeux dans l'expectoration, ni provoquer de réaction par la tuberculine. Plusieurs furent suivis pendant deux années et ne présentèrent aucun symptôme de tuberculose pulmonaire.

Ce moyen de diagnostic attribué à des médecins étrangers est connu depuis longtemps en France. Germain Sée s'en servait couramment et Landouzy enseigne depuis une dizaine d'années déjà « que nous avons dans l'iodure de potassium un agent capable de nous aider à dépister la tuberculose pulmonaire ».

Que l'on emploie la tuberculine, les sérums, l'iodure de potassium, on agit en déterminant autour des lésions des phénomènes congestifs qui peuvent devenir dangereux. Deux moyens de diagnostic, récemment introduits dans la clinique, échappent à ce reproche; l'éclairage de la poitrine par les rayons de Rœntgen et la réaction agglutinative du sérum tuberculeux.

C'est le 7 décembre 1896 que le professeur Bouchard fit connaître à l'Académie des sciences les résultats obtenus dans l'examen d'un épanchement pleurétique au moyen des rayons de

Rœntgen. Suivant quelques jours plus tard la disparition de cet épanchement, il s'aperçut qu'une opacité persistait au milieu du thorax et qu'elle coïncidait avec une lésion tuberculeuse. Depuis cette époque la radiographie et la radioscopie ont fait de rapides progrès et rendent maintenant des services journaliers en clinique.

La radioscopie, c'est-à-dire la projection sur un écran fluorescent du thorax rendu transparent, est surtout employée à cause des résultats rapides qu'elle donne. On doit d'abord se familiariser avec ce genre d'exploration et il faut quelque temps de pratique pour arriver à voir nettement et pouvoir formuler un diagnostic. Kelsch a fait récemment à ce sujet une communication à l'Académie de médecine dont nous extrayons les passages les plus intéressants.

Il fait porter son exploration sur la partie postérieure du tronc. Chez le sujet sain, les poumons apparaissent transparents des sommets à la base; cette transparence est interrompue au milieu par la colonne sombre du rachis, latéralement par des bandes obscures formées par les côtes. La région scapulaire est moins claire que le reste, en raison des muscles et des lames osseuses. La région interscapulaire est absolument transparente. A gauche, le cœur et la crosse de l'aorte projettent sur l'écran une ombre qui se confond en bas avec celle de la colonne vertébrale.

« Tout est mobile dans le cadre. On y voit très nettement les mouvements d'élévation et d'abaissement des côtes, les battements du cœur et de la crosse de l'aorte, enfin les larges excursions du diaphragme, qui dans l'expiration remonte jusqu'à la 6e côte, et dans l'inspiration s'abaisse jusqu'à la 8e ou la 9e, parcourant ainsi une étendue de 8 à 10 centimètres et donnant l'impression du jeu d'une puissante pompe aspirante et foulante adaptée à la base du thorax. Le foie, qu'il coiffe étroitement, ne l'abandonne jamais dans ces migrations. »

Assisté du Dr Boisson de Lyon, Kelsch a examiné 124 sujets entrés à l'hôpital pour des maladies autres que la tuberculose. Sur ces 124 malades 73 ont donné des résultats négatifs; 51 fois l'examen radioscopique a révélé des altérations diverses : diminution de la transparence d'un ou des deux sommets, ou d'une partie de la plèvre diminution des excursions diaphragmatiques, correspondant manifestement à une diminution de la perméabilité des sommets, à des épaississement de la plèvre, altérations des ganglions ou ankylos artielle du diaphragme, lésions qui doivent être onsidérées comme relevant de la tuberculose.

Kelsch conclut ainsi : « Confiants dans ces onnées, nous croyons pouvoir affirmer que la adioscopie est appelée à rendre de précieux services dans le diagnostic précoce de la tuberculose ulmonaire; ses indications fournies par la vision ontribueront puissamment à la dépister dans ous ces cas douteux où l'auscultation et la perussion laissent le diagnostic en suspens. »

La réaction agglutinative du sérum tuberculeux est une découverte récente de MM. S. Arloing Paul Courmont (Congrès de Montpellier, 1878). ur des cultures homogènes du bacille de Koch, bouillon glycériné, âgées de 8 à 10 jours, ils nt agir du sérum sanguin dans la proportion de pour 5 à 1 pour 20. L'agglutination bacillaire la clarification du liquide dans l'éprouvette se nt en un temps qui varie de quelques heures à heures, rapidement sous le champ du microope. Les inconvénients pour le malade sont ils, puisqu'il suffit, par une piqûre du doigt, prélever un centimètre cube de sang. La séroaction est à peu près constante, surtout au but de la tuberculose. Sur 26 cas de phtisie ancée, elle a manqué 2 fois; elle n'a manqué qu'une seule fois sur 22 cas de tuberculose commençante. Quand cette méthode, confirmée par le temps, sera de pratique courante, nous aurons un moyen de diagnostic précoce de la tuberculose qui aura tous les avantages de l'épreuve par la tuberculine, sans en avoir les inconvénients.

Dès que le diagnostic de tuberculose a été porté, le médecin doit, avec tous les ménagements possibles mais sans faiblesse et sans réticences, annoncer au malade la nature de son affection. Il doit lui en apprendre la gravité, mais lui dire en même temps que, s'il veut se soumettre à un traitement rationnel, il a toute chance de se guérir. Le médecin besoin en ce moment d'une grande fermeté et doit être lui-même bien convaincu que la phtisi est curable, afin de faire passer sa conviction dan l'esprit du malade et de son entourage. Sans tard il devra faire commencer le traitement hygiéniqu

Ce traitement comprend trois facteurs princ paux : *la cure à l'air, la suralimentation et le repo*. Au premier abord, il ne paraît ni ennuyeux, difficile. Mais dès qu'on entre dans les détail on change vite d'opinion et vraiment il faut un certaine force de volonté pour suivre jusqu'a bout cette voie qui mène à la guérison.

La cure de la tuberculose est incompatible av

une vie d'affaires et de plaisir. A cet homme dans la force de l'âge, qui a su se créer une situation prospère, le médecin vient dire : il faut tout quitter pendant plusieurs années, ce qui équivaut à un sacrifice total. Au mondain, il impose le renoncement à ces distractions qui font sa vie et dont il croit ne pouvoir se passer. Il faut une véritable lutte pour obtenir un résultat, et bien souvent, à ce traitement maintenant consacré par l'expérience, on préfère les promesses de praticiens moins convaincus qui permettront de continuer un régime de vie funeste, pourvu que le malade se soumette à des injections de créosote ou de tuberculine, à des inhalations d'ozone ou autres pratiques dont les conséquences sont toujours désastreuses, d'abord parce qu'elles retardent l'heure du vrai traitement, ensuite parce qu'elles affaiblissent des organes sur lesquels on doit pouvoir compter pour mener à bien la cure : le tube digestif pour l'assimilation et les reins pour l'élimination des toxines.

Nous ne pouvons trop répéter que seul le traitement hygiénique ne présente aucun danger, car il n'a d'autre but que de fortifier l'organisme, et il le fait par des moyens qui sont utiles dans tous les cas de débilité générale.

CHAPITRE III

La cure à l'air.

Faire vivre les tuberculeux dans un air toujours pur et renouvelé : telle est la règle fondamentale de la cure hygiénique de la tuberculose.

La première condition est d'habiter un lieu où l'air ait les qualités requises pour être efficace. Le froid sec n'est nullement à redouter : au contraire, il paraît jouer un rôle favorable et être un des facteurs du succès des stations d'altitude. Il n'en est pas de même du froid humide, et il faudra éviter avec soins les climats où il règne. Il n'est pas besoin d'hygromètre pour constater ce vice climatérique : la brume et les brouillards en sont la marque assurée. On évitera les rivages de l'océan en hiver, les bords des rivières, le voisinage des forêts en plaine et les prairies marécageuses, royaumes de ces brouillards. C'est leur absence qui est un des éléments de succès de la haute montagne et des régions méditerranéennes dans la saison froide.

Le vent est l'ennemi des tuberculeux. Il faut chercher pour eux des régions où ils soient à l'abri des courants d'air, et surtout des courants d'air froid. Pour ceux qui font la cure au repos, dans des galeries ou des abris efficaces, l'inconvénient du vent est moindre que pour ceux à qui l'exercice est permis. Rien n'est plus dangereux pour un malade qu'une surprise de vent au cours d'une promenade, et bien souvent tout une cure a été compromise par un accident de ce genre.

L'absence de poussières atmosphériques est aussi un des éléments qu'il faut demander à la résidence choisie. On évitera le voisinage des grandes villes, des lignes de chemin de fer, des routes fréquentées, les vieilles maisons où cette poussière règne en maîtresse. On bannira des appartements les objets qui en sont le refuge, tentures, tapis, etc., pour ne garder que l'indispensable. On modifiera les parquets défectueux ou on les couvrira de linoléum.

La cure à l'air doit se faire le jour et la nuit.

Les fenêtres doivent demeurer ouvertes toute la journée, à moins de vent violent, auquel on ne puisse se soustraire, ou de brouillards. Le tuber culeux ne fermera sa fenêtre que pour faire s toilette et s'habiller. Si le froid est intense et qu la température de l'appartement s'abaisse notabl ment, il aura recours à des moyens de chauffag Le plus hygiénique est la cheminée ouverte q ventile en même temps qu'elle réchauffe. Mais o peut aussi demander la chaleur nécessaire au calorifères à eau chaude, ou à vapeur à bas pression. Les calorifères à air chaud doivent êt bannis.

La température favorable à la cure varie suiva les individus. En général, les tuberculeux s'hab tuent fort bien à une température basse à cond tion qu'ils soient bien couverts, qu'ils aient l pieds chauds et *qu'ils gardent la position horizo tale*. C'est pour cela que la chaise longue e recommandée. Un tuberculeux qui suit bien cure doit se soumettre à plusieurs heures de chai longue chaque jour.

Dès que le temps le permet, et il ne doit pas laisser arrêter par des intempéries sans imp tance, le tuberculeux doit faire sa cure au deho Dans les sanatoriums, on construit à cet effet grandes vérandas ouvertes, orientées autant q possible au midi et pourvues de moyens de défe contre le vent et la pluie. Les chaises longues sont disposées tout le long de cette galerie, chacune d'elles est accompagnée d'une petite table sur laquelle le malade dépose ses livres et ses objets familiers.

En dehors des sanatoriums, on doit s'ingénier pour fournir aux malades l'analogue de ces vérandas. On peut utiliser parfois un pavillon, une remise au milieu d'un parc ou d'un jardin; ou bien on disposera une tente, un kiosque plus ou moins spacieux, muni de stores, où les malades peuvent prendre leurs petits repas. L'installation la plus simple et la plus économique à été signalée par Daremberg en 1890. Elle consiste en une vaste guérite de bains de mer en osier capitonnée et dépourvue de siège. Cette guérite mobile doit être assez large pour que la chaise longue puisse s'y introduire. Le phtisique ainsi étendu est protégé contre le vent et le soleil. Si le vent tourne, on déplace la guérite et la chaise longue. Il faut qu'un thermomètre soit fixé à une des parois de la guérite, à peu près à la hauteur de la tête. Dès que la température s'élève au-dessus de 20 degrés, il est prudent de quitter cet abri pour éviter des malaises et une poussée fébrile.

La cure peut aussi se faire dans les très beaux

jours à l'ombre d'un bouquet d'arbres ou d'un édifice quelconque, mais *il faut éviter les rayons directs du soleil*, et la protection d'une ombrelle n'est pas suffisante quand l'exposition à la chaleur solaire est prolongée.

Bien souvent, il faut se contenter, en l'absence de vérandas, de la cure dans la chambre, les fenêtres ouvertes. Les mêmes précautions contre le froid seront prises. Le malade fera la cure sur la chaise longue, les jambes enveloppées dans une couverture, et au besoin une boule d'eau chaude aux pieds. Il évitera les courants d'air qui peuvent se produire, soit entre la fenêtre ouverte et la porte, soit entre la fenêtre et la cheminée.

Nous recommandons aux malades, dans le midi méditerranéen, de fermer leurs fenêtres ou de rentrer au moment du coucher du soleil, non pas à cause de la baisse thermométrique, qui est faible, mais pour éviter l'humidité résultant de la condensation de la vapeur d'eau, dont les effets se voient facilement sur les trottoirs et les marches des perrons, qui paraissent avoir été arrosés. Berthelot a démontré que la saturation brusque de la vapeur d'eau échauffe momentanément le sang du poumon, et il peut en résulter une congestion de cet organe.

La nuit, l'aération doit être également permanente. On obtient cette aération en ouvrant la fenêtre : c'est le moyen le plus pratique. On commence par laisser une ouverture très petite, qu'on limite au moyen de crochets dont la longueur peut être graduellement augmentée. Au bout de quelques jours la fenêtre bien fixée est laissée largement ouverte. Si l'air arrive trop directement sur le lit, on peut s'en défendre au moyen d'un paravent.

Il y a d'autres moyens de ventilation plus perfectionnés. Dans les sanatoriums, on trouve presque partout le système des impostes mobiles, qu'on ouvre plus ou moins à l'aide de divers mécanismes. S'il existe des doubles fenêtres, les impostes sont également doubles.

Les vitres perforées constituent un assez bon moyen de ventilation, qui a l'avantage de la simplicité, mais les malades doivent pouvoir à certains moments se soustraire à l'influence de l'air, ce qui est plus facile au moyen des impostes.

L'Académie de médecine vient de couronner une invention du Dr Castaing, qui nous paraît ingénieuse. C'est un système de vitres parallèles à ouvertures contrariées. On laisse entre les deux parties d'une vitre un espace vide de 3 à 4 centimètres et on obture ce vide par des vitres extérieures, légèrement distantes des premières et d'une hauteur de 7 à 8 centimètres. Ce système aura l'inconvénient que nous signalions à propos des vitres perforées.

Dans les sanatoriums, où le chauffage se fait au moyen de la vapeur à basse pression ou de l'eau chaude, on a établi un système de ventilation par des prises d'air extérieur et des cheminées d'appel. C'est là une complication qui n'est possible que dans des établissements spéciaux.

Dans les climats du Midi, où les nuits sont rarement froides, le danger de refroidissement par une fenêtre entr'ouverte est peu considérable. Bennet avait déjà constaté qu'entre une chambre hermétiquement close et une chambre ventilée, il n'y a qu'une différence de 2 à 3 degrés.

« Il est sage d'entraîner progressivement les malades. Dès les premiers jours de la nouvelle cure, on habituera les tuberculeux à ouvrir leur fenêtre et à respirer l'air pur du matin quand la température extérieure n'est pas au-dessus de 8 degrés. Puis, le soir, le malade couché, on entr'ouvre la fenêtre de la chambre voisine, ensuite on l'ouvre largement. Enfin on entr'ouvre la nuit la fenêtre de la chambre à coucher, les persiennes étant fermées, puis on l'ouvre plus largement, et finalement on ouvre les persiennes. On ne doit pas ouvrir la fenêtre quand il pleut, ni quand il a plu toute la journée : l'air humide est nuisible aux phtisiques. » (Daremberg.)

Pour que la ventilation soit suffisante pendant la nuit, il faut qu'en entrant dans une chambre le phtisique le matin on puisse croire qu'elle n'a pas été habitée la nuit.

Si la température extérieure est très froide, comme dans les climats du nord et dans les sanatoriums d'altitude, la chambre du tuberculeux peut être chauffée la nuit, tout en maintenant l'aération permanente. Les malades habitués à la cure de galerie se contentent d'une faible température dans la chambre, 10 à 12 degrés au plus; souvent elle n'atteint que 5 à 6 degrés et même moins, sans qu'il en résulte aucun inconvénient.

Il importe d'être chaudement enveloppé dans le lit et de ne pas se contenter de couvertures épaisses. Nous recommandons, par dessus le gilet de flanelle et la chemise de nuit, de passer un de ces maillots de laine qu'emploient les bicyclistes avec col et manches fermées. La tête doit être suffisamment couverte, afin d'éviter les coryzas.

« Cette vie dans l'air pur, nuit et jour, réveille l'appétit, améliore les digestions, supprime les quintes de toux, facilite l'expectoration et les mouvements respiratoires, invite au sommeil calme. Et lorsque le phtisique a un accès de fièvre vespérale, cet accès passe presque inaperçu pour lui, il n'éprouve aucun malaise, et s'il ne prenait pas sa température, il serait persuadé qu'il n'a pas de fièvre. Le plus souvent la fièvre et les sueurs disparaissent peu à peu. »

« Non seulement le phtisique devient résistant mais il est heureux de vivre au grand air. Toute la journée il voit le ciel, la verdure, le va-et-vient de la route et du jardin d'hôtel. Il sent qu'il fait partie du monde, qu'il prend part à la vie. Par la cure à l'air nous relevons son courage abattu nous transformons son odieuse vie de reclus en une vie supportable; il devient aussi heureux que l'est un oiseau en cage rendu à son soleil et à ses arbres. Mais cette méthode de traitement n'a pas seulement un effet moral, elle a un excellent effet matériel et ouvre la voie qui conduit à la réparation des lésions pulmonaires et de l'affaissement organique. Quand elle est combinée avec une alimentation intensive, elle a des effets vraiment merveilleux au moment de la convalescence des poussées tuberculeuses aiguës. » (Daremberg.)

CHAPITRE IV

Repos et exercice.

La cure à l'air doit se faire au repos.

Le repos presque permanent est la seule méthode qui diminue et supprime même le plus souvent les congestions pulmonaires. Par elle disparaissent les aléas de la cure et les accidents de toute sorte qu'on voyait survenir autrefois chez les malades reprenant, dès qu'ils le pouvaient l'existence commune.

Le repos doit être intellectuel et physique.

Le tuberculeux, s'il veut guérir, renoncera à toute fatigue cérébrale, de quelque nature qu'elle soit, qu'elle ait pour but de satisfaire un devoir ou un plaisir. Les études, les affaires les occupations demandant une tension d'esprit seront abandonnées. Le théâtre, les réunions bruyantes, les conversations prolongées ou exci tantes n'auront plus de place dans la vie du malade.

La plupart des exercices physiques sont préjudiciables à la cure. L'escrime et en général tous les mouvements violents des bras peuvent amener l'hémoptysie et la congestion. L'équitation est un exercice très nuisible à la poitrine, écrivait déjà Oribase ; il faut en éloigner les tuberculeux. Avons-nous besoin de défendre la bicyclette? On comprend qu'un exercice qui expose aux refroidissements, à la poussière, au soleil, au vent, à la pluie n'est pas fait pour les tuberculeux. Il est à peu près inséparable d'un certain degré de surmenage, et il faut le défendre non seulement aux tuberculeux en évolution, mais aux tuberculeux guéris. Il faut surtout défendre aux personnes déjà tuberculeuses d'apprendre à monter à bicyclette, car pendant cet apprentissage le novice fait beaucoup d'efforts inutiles qui provoquent chez lui des transpirations, des refroidissements et des congestions. Le tissu pulmonaire, si souple et si résistant à l'état normal, se déchire au moindre effort quand il existe un ou plusieurs foyers tuberculeux, et on voit se produire ainsi des hémoptysies. Le canotage a trouvé des défenseurs et, fait avec modération, on conçoit qu'il puisse développer les muscles thoraciques. Mais nous croyons qu'il vaut mieux s'en abstenir et nous ne recommandons même jamais à nos tuberculeux le massage du thorax, qui pourrait déterminer un traumatisme pulmonaire et des congestions; nous en avons vu des exemples.

Le tuberculeux devra se contenter de marches qui lui seront dosées comme un médicament et de promenades en voiture fermée ou demi-fermée. Dans les sanatoriums on permet le patinage, mais nous ne croyons pas que ce soit là un adjuvant de la cure.

« Tout effort ou travail animal, qu'il soit musculaire, nerveux ou organique, entraîne une dépense de la force vitale. Pour dépenser, il faut avoir. Demander à un malade débilité de dépenser en exercice musculaire de la force qu'il ne possède pas, que ses aliments imparfaitement élaborés ne lui donnent pas, est peu physiologique d'une part, irréfléchi et cruel de l'autre. » (Bennet.)

Le repos n'affaiblit pas les phtisiques. Au contraire il permet à l'organisme de concentrer toutes ses forces pour lutter contre la maladie. Il n'a qu'un inconvénient : c'est l'ennui qu'il traîne avec lui. Mais le malade peut trouver des distractions dans la lecture, le dessin, la musique, la photographie, des jeux peu compliqués[1]. Quand il fait sa cure devant un beau paysage, il finit par s'absorber dans la contemplation de mille détails auxquels il s'intéresse et se plaire à une vie un peu végétative, qu'il apprécie parce qu'il en connaît vite l'utilité. Dans les sanatoriums, une sorte d'émulation finit par s'établir entre les malades. C'est à qui fera le plus *de chaise longue* durant la journée, et cet entraînement n'est pas un des moindres avantages de ces établissements.

Dans le midi méditerranéen, il nous est chaque année de mieux en mieux prouvé que le meilleur moyen de guérir les tuberculeux est de les maintenir au repos, soit dans leur chambre, soit dans le jardin de leur hôtel ou de leur villa. Ce n'est pas sans de longs combats qu'on aboutit à ce résultat. Les malades nous arrivent avec la pensée qu'ils ont quitté leurs résidences sombres et froides pour faire de l'exercice à l'air et au soleil. Il est dur de les détromper, mais nous avons la conviction que c'est un devoir. Quand tous les tuberculeux sur le littoral feront leur cure au

1. Nous conseillons toujours à nos malades de renoncer l'usage du tabac, sous quelque forme que ce soit, et d'y renoncer totalement.

repos, nous sommes persuadé que les succès seront plus nombreux et que nos climats auront moins de détracteurs.

On rencontre parmi les familles et même parmi les médecins bien des oppositions à ce système de la cure au repos. On comprend difficilement qu'on puisse reprendre des forces en n'exerçant pas ses muscles et cependant l'expérience le prouve.

Dans le premier sanatorium créé en Allemagne, celui de Görbersdorf, Brehmer était partisan de l'exercice en plein air; dans le même sanatorium, actuellement c'est le système de la cure au repos, recommandée par Detweiler, qui a prévalu, et on peut dire que dans tous les sanatoriums ce repos méthodique est la règle commune.

Est-ce à dire que l'exercice modéré est interdit aux tuberculeux? Assurément non. Mais il doit être gradué d'après leurs forces et l'état de leurs organes.

C'est sur l'examen de la température des malades que le médecin doit surtout se guider pour savoir la dose d'exercice qu'il peut prescrire. Tout tuberculeux doit prendre sa température plusieurs fois par jour. Nous avons recommandé la température buccale qui, malgré son peu de rigueur scientifique, a l'avantage de n'imposer aucune manœuvre désagréable. Tout malade dont la température ne dépasse pas 37°,2 le soir, et dont l'écart entre le maximum et le minimum n'atteint pas 0°,5, peut être considéré comme non fébrile et on peut lui permettre une promenade quotidienne matin et soir. La durée de ces promenades sera graduée et on commencera par quelques minutes pour atteindre une heure à une heure et demie. Au retour de la promenade, le malade prendra sa température, et si elle dépasse le maximum ndiqué, c'est un indice que la mesure a été rop large.

Un malade soucieux de se bien soigner ne doit pas craindre d'être taxé de *thermométromanie*. Il devra prendre sa température après tout exercice aussi bien cérébral que musculaire, qui paraît lui avoir causé quelque lassitude. S'il existe une lévation de température, il devra classer cet xercice parmi ceux qu'il faut éviter.

La tachycardie est aussi une contre-indication de toute espèce d'exercice. Après toute promenade ermise, le médecin doit examiner le pouls et le œur. Si le nombre des pulsations a augmenté d'une façon notable, on prescrira le repos.

Quand la fièvre est nulle le matin et qu'elle

atteint 37°,5 le soir, on peut encore permettre aux malades une courte promenade au moment de l'apyrexie, mais au delà de ce degré le repos doit être complet et on ne permettra que les mouvements strictement nécessaires pour la vie commune.

Au-dessus de 38 degrés le matin, le tuberculeux doit faire sa cure au lit.

Outre le repos physique et intellectuel, on doit encore imposer aux tuberculeux le repos sexuel. Au début, alors qu'il est encore déprimé par l'annonce de sa maladie et la perspective d'un long et fastidieux traitement, le tuberculeux accepte avec facilité le renoncement, mais quand il s'est fait à sa nouvelle vie, qu'il voit l'amélioration se prononcer, il lui tarde de revenir à un état plus physiologique. L'abstinence complète est peut-être plus facile à obtenir qu'une sage modération. Le tuberculeux doit toujours avoir présent à l'esprit que l'acte génital peut déterminer des congestions, des hémoptysies et qu'il est une cause de débilitation.

Beaucoup de femmes tuberculeuses ont des congestions pulmonaires et crachent du sang au moment de leurs époques. Pour éviter cet accident, on insistera sur un repos absolu, non seule ment au moment de l'époque, mais cinq jours avant le moment habituel. Daremberg recommande en même temps un révulsif sur la partie malade et le bromure associé à la digitale pour calmer les réflexes pulmonaires.

CHAPITRE V

L'alimentation des tuberculeux.

La ration d'entretien de l'individu sain a ét fixée par les physiologistes de la façon suivant pour un adulte au repos.

Albumine	100	grammes.
Graisse	50	—
Hydrates de carbone...	400 à 450	—

Avec nos mœurs et nos habitudes, cette ratio alimentaire est à peu près constituée de manière suivante — premier déjeuner : lai 200 grammes; pain, 100 grammes; — deuxièn déjeuner : 2 œufs, viande, 150 grammes, pai 100 grammes; — dîner : viande, 150 gramme pain, 100 grammes. Le déficit en graisse et hydrates de carbone est comblé par les légume fruits, sucre, beurre, etc., qui ne manque jamais dans nos repas.

Un tuberculeux doit doubler cette ration et consommer en moyenne par jour : viande, 600 grammes; pain, 300 grammes; 2 œufs; beurre et matières grasses, 80 grammes; pommes de terre, 100 grammes; riz, macaroni, pois, haricots ou lentilles, 300 grammes; bière, un litre; lait, un litre; fromages et fruits.

Cette masse alimentaire peut être prise en trois, quatre ou cinq fois. Le plus souvent, nos malades font quatre repas. Le premier déjeuner consiste en une tasse de lait et un œuf. Le repas de midi doit être le principal : il se composera de viandes, légumes, beurre, fromage et dessert. A quatre heures, le malade peut reprendre une tasse de lait et un œuf. Le repas du soir comprendra les mêmes aliments qu'à midi, mais en moins grande quantité. Quelques malades prennent encore une tasse de lait avant de se mettre au lit.

Voici le régime alimentaire suivi au sanatorium de Falkenstein.

Huit heures matin. — Premier déjeuner : café ou thé au lait, pain et beurre et deux verres de lait.

Dix heures. — Pain, beurre, œufs frais, verres de lait.

Une heure. — Repas copieux, comprenant

potage, poisson, viande rôtie, volailles, légumes, entremets, fromage et fruits. — Vin comme boisson.

Quatre heures. — Pain, beurre, lait.

Sept heures. — Souper : potage, deux viandes, légumes, salade et compote. — Vin.

Neuf heures. — Lait et cognac.

L'alimentation abondante, la *suralimentation* puisque le mot a fait fortune, est le meilleur des remèdes pour guérir les tuberculeux. Le premier pas seul est difficile dans cette voie. Il faut laisser d'abord une grande latitude au malade dans le choix de ses aliments. Peu importe ce qu'il mange, pourvu qu'il mange. Rapidement, s'il vit en plein air jour et nuit, il s'entraînera et arrivera à la ration alimentaire souhaitée.

Debove a démontré qu'il n'y a aucune relation entre l'appétit des phtisiques et leurs facultés digestives. Il faut donc les solliciter de toutes les manières afin de les engager à vaincre leur répugnance pour les aliments. En dernier ressort, on emploiera le gavage au moyen de la sonde œsophagienne qui permettra la suralimentation, même quand à l'anorexie se joignent les vomissements.

Les meilleurs aliments pour les tuberculeux sont

les aliments azotés. On leur recommandera la viande, la volaille, le poisson, les œufs, le lait.

Les viandes rouges, rôties, sont les meilleures, mais il faut se garder d'en faire un usage exclusif. Les viandes bouillies, braisées, le veau, la charcuterie même, doivent être conseillés aux tuberculeux, car la variété est nécessaire dans les mets pour exciter leur appétit. On ne proscrira pas les sauces aromatiques et pimentées, le poivre, la moutarde et les condiments qui aident à faire supporter la viande. Les volailles sont plus riches en substances albuminoïdes et agréables au goût; on doit les faire entrer largement dans les menus. Quant aux poissons, ils sont recommandables pour les principes nutritifs et aussi pour les sels qu'ils contiennent, parmi lesquels les phosphates sont particulièrement utiles.

La viande crue rend les plus grands services dans l'alimentation des tuberculeux. Elle a été préconisée d'abord par Weiss, de Saint-Pétersbourg, mais c'est Fuster, de Montpellier, qui en a propagé l'usage en France. On la prépare avec de la viande de bœuf ou de mouton. La peur du tænia fait quelquefois préférer celle-ci, mais la pulpe n'est jamais aussi belle que si l'on prend la viande de bœuf. Pour bien préparer la viande crue, on se gardera de choisir les parties de l'animal réputées les meilleures après la cuisson, comme le filet ou le faux filet. Il faut préférer un muscle de la cuisse ne présentant pas de parties graisseuses entre les fibres, et le faire couper perpendiculairement à sa direction, en tranches d'une épaisseur d'un demi-centimètre. Avec un couteau à lame émoussée, on racle la tranche de viande des deux côtés et on en retire la pulpe. Celle-ci est ensuite écrasée dans un mortier, puis passée au tamis de toile métallique. Les fibres musculaires sont alors dans un état de division extrême et le suc gastrique les pénètre avec la plus grande facilité, de sorte que la digestion en est très rapide.

On peut absorber cette pulpe de différente manières : en nature, roulée dans du sucre ou du sel; entre deux tranches de pain (sandwi ches); mêlée à de la confiture ou incorporée une purée de pommes de terre ou mieux de len tilles. Délayée dans un potage au tapioca, elle forme une sorte de purée, couleur tomate très facile à absorber. Les malades prennent cet aliment, soit en dehors des repas, soit au moment des repas. Ils commencent par de faibles doses, 20, 30, 50 grammes et peuvent aller jusqu'à 200, 300 grammes et même davantage.

Debove a introduit l'usage de la poudre de viande dans l'alimentation des tuberculeux. Cette poudre existe maintenant dans le commerce sous une forme parfaite; elle conserve toutefois une odeur assez désagréable. On peut fabriquer chez soi une poudre de viande fraîche à l'abri de ce reproche. On gratte au couteau de la viande de bœuf, qu'on fait sécher dans un plat creux, au bain-marie. Quand la viande est devenue jaune et dure, il ne reste plus qu'à la piler dans un mortier ou la broyer à plusieurs reprises dans un moulin à café dont la vis est très serrée. On trouve maintenant des broyeurs (meat chopper), qui permettent de pulper toute espèce de viande. On peut les employer pour mettre en poudre la viande de poulet, de veau et varier ainsi le goût de la poudre.

Cette substance alimentaire, quand elle est de bonne qualité, est facilement absorbée et digérée. Comme elle représente quatre fois son poids de viande ordinaire, il en résulte qu'avec un poids de poudre de 100, 150, 250 grammes, on fait réellement absorber au malade 400, 600, 1000 grammes de viande.

Les grandes quantités de cette poudre s'administrent par la sonde, mais on peut en avaler en la mélangeant au lait, ou en la délayant dans l'eau, qu'on aromatise avec du sirop de punch ou une liqueur quelconque, selon le désir des malades.

Les peptones et les albumoses ont été l'objet dans ces dernières années d'un véritable engouement, particulièrement en Allemagne. En réalité, une cuillerée de 4 grammes de peptones correspond bien à 20 grammes environ de viande de bœuf, mais peptones et albuminoses ont un grand inconvénient, celui de provoquer rapidement la diarrhée. On pourra les employer à petites doses à titre de toniques et d'eupeptiques, mais ils ne pourront servir seuls à l'alimentation des malades.

Les jus de viande, soit fabriqués artificiellement, soit préparés au moyen de marmites américaines ou autres, ou extraits de viandes soumises à la presse, ont encore moins de valeur au point de vue nutritif que les peptones et albumoses. Ils ne contiennent que les sels de la viande et ne peuvent suffire à la réparation des tissus. Mais ils excitent l'appétit et favorisent l'assimilation. Leur usage longtemps prolongé peut amener des troubles digestifs et de la diarrhée et ne doit pas être conseillé.

C'est encore l'inconvénient des gelées de viande, plus recommandables toutefois, puisque la gélatine est susceptible de se transformer dans l'organisme en matières albuminoïdes. Frerichs, Boussingault, Bischof et Voit ont prouvé que la gélatine mélangée dans l'alimentation avec la graisse permet de maintenir le poids du corps et l'équilibre de l'azote. Sans faire un abus de ces gelées dans l'alimentation, il faut se garder de méconnaître leur importance au point de vue alimentaire.

Les œufs contiennent de l'albumine et de la graisse à l'état très divisé et facilement assimilable : ils sont très utiles dans l'alimentation des tuberculeux. Nous les faisons prendre crus, cuits simplement, ou mêlés à du vin de Marsala, à du lait, dans une crème renversée ou une autre préparation culinaire dont on n'a que l'embarras du choix. Chez les malades atteints de complications intestinales, ce sont les œufs pris comme base d'alimentation qui nous ont donné les meilleurs résultats.

Les graisses sont indispensables aux tuberculeux. Il a été démontré par Chossat et Voit que l'ingestion de la graisse ralentit le mouvement de désassimilation, non seulement des parties graisseuses du corps, mais aussi des tissus albuminoïdes. Une expérience bien simple due à Ranke montre l'influence de ces graisses sur la nutrition. Un homme à qui l'on donne comme nourriture, 500 grammes de viande, 200 gramme de pain, 45 grammes de graisse, 10 grammes d sel et 2 litres d'eau, maigrit et rend plus d'azot qu'il n'en absorbe; au contraire, le poids de so corps augmente et la perte en azote disparaît s on ajoute 100 grammes de graisse à son régime La graisse se trouve dans un grand nombr d'aliments qui entrent dans l'alimentation géné rale, dans les diverses viandes, dans les jaune d'œuf, les cervelles. Certains poissons en sor abondamment pourvus : harengs, maquereaux sardines, anguilles, saumons; ils sont pour cel d'une digestion difficile et on ne les donner qu'aux tuberculeux dont l'estomac ne laisse rie à désirer. Il faut en dire autant du foie gras, q est un des aliments les plus indigestes. Sou forme de beurre, le tuberculeux peut absorb une notable quantité de graisse, mais sans co tredit c'est l'huile de foie de morue qui constitu l'élément gras le plus facilement assimilable.

Dans le livre de Daremberg, tout un chapitre a été consacré à l'étude de cette substance.

On trouve dans le commerce plusieurs variétés d'huiles de foie de morue. On doit proscrire les huiles blanches et les huiles brunes et ne consommer que les huiles fauves. Ce qui facilite l'assimilation de cette huile, c'est la présence d'éléments biliaires, or les huiles blanches en sont dépourvues. Les huiles brunes contiennent trop d'impuretés et sont d'une odeur repoussante.

« L'huile de foie de morue n'est vraiment utile que lorsqu'elle est prise à la dose minima de quatre cuillerées à soupe par jour, et bien souvent des malades peuvent en absorber dix à douze cuillerées. Pendant plus d'une année, j'ai pris chaque matin, en une seule fois, 150 grammes d'huile fauve de Terre-Neuve, qui m'était envoyée directement du lieu de production par un armateur. C'était là mon premier déjeuner, et aussitôt après cette ingestion je marchais environ une heure, car on ne digère qu'avec ses jambes les fortes doses d'huile de foie de morue. Pour ne pas en absorber des quantités inutiles, j'examinais mes matières alvines tous les quinze jours et je suspendais l'huile pendant une huitaine de jours si j'y constatais un excès de matières grasses ».

« Très souvent les premières cuillerées d'huile sont mal supportées. Au début de la médication, il peut exister un état nauséeux, d'origine psychique. Mais la conviction et l'autorité du médecin font naître la persévérance du malade. Il faut tout d'abord varier le moment de l'ingestion du médicament. Je connais des malades qui ne peuvent pas absorber l'huile de foie de morue avant les repas; les uns la tolèrent très bien après les repas, les autres au réveil ou en se couchant, d'autres ne la digèrent que lorsqu'ils la prennent vers dix heures du matin, quand ils sortent pour la promenade. En général, les petites doses répétées sont mal supportées; il importe de faire ingérer la dose totale en une ou deux fois dans un verre. On peut masquer le goût de l'huile par différents artifices. Les uns se lavent la bouche avant et après l'ingestion avec du cognac, ou du vin de quinquina, ou du café noir, ou du jus de citron; d'autres prennent simplement une pastille de menthe, un peu de jus de cresson. Ceux qui aiment le poisson et son goût ne prennent rien du tout. » (Daremberg.)

On a proposé divers succédanés de l'huile de

foie de morue, mais rien ne peut remplacer cette substance au point de vue à la fois alimentaire et médicamenteux.

Les substances hydro-carbonées sont au second plan dans l'alimentation des tuberculeux; cependant elles y occupent encore une place importante. Le pain, les légumes secs (haricots, lentilles, pois verts) réduits en purée, les pommes de terre, les pâtes alimentaires, le riz conviennent aux tuberculeux. Grancher recommande surtout le riz, et il ne dédaigne pas d'en indiquer le mode de préparation. Le riz ne doit pas être, après cuisson, fondu en une pâtée, car alors, surchargé d'eau, il est moins facilement attaqué par les sucs digestifs que s'il conservait sa forme. A une quantité de riz connue, il faut ajouter une quantité égale d'eau chaude, et on fait bouillir le tout vivement pendant une demi-heure. On ajoute un peu de graisse et de sel.

Les légumes verts, sauf quand ils sont utiles pour le bon fonctionnement du gros intestin, doivent être écartés du régime des tuberculeux. Ils nourrissent fort peu et ont l'inconvénient de provoquer des fermentations intestinales anormales et de la flatulence.

Quant aux desserts, à part le fromage et en

particulier le gruyère et les fruits cuits au four, ils sont plutôt nuisibles. On les supprimera de l'alimentation des tuberculeux et on les remplacera par des entremets au lait et aux œufs, qu'il est facile de varier.

Les cures de raisin ont été très vantées autrefois en Suisse et en Allemagne. Actuellement cette vogue est tombée. Les tuberculeux n'ont rien à gagner en mangeant plusieurs livres de raisin, sauf de la flatulence et un mauvais état digestif pendant la cure.

Le lait est un aliment complet puisqu'il contient des matières azotées (caséine), des matières grasses (beurre) et des hydrates de carbone (lactose). *Mais il ne peut servir seul à suralimenter les tuberculeux, parce qu'ils devraient en absorber une trop grande quantité.* Or, les tuberculeux ne doivent pas distendre inutilement leur estomac, surtout s'ils sont dyspeptiques, ce qui est presque la règle. Ils se contenteront, comme complément d'alimentation et comme diurétique, d'en prendre un litre; ils iront rarement à deux litres par jour. Nous prescrivons volontiers une tasse le matin, une autre à quatre heures, une troisième le soir en se couchant.

On a conseillé aux phtisiques toutes les variétés

le laits et même le lait de femme. Il n'est guère pratique de donner des nourrices aux tuberculeux ; cependant ce breuvage a été vanté dans l'antiquité par Arétée, Cœlius Aurelianus et Galien, plus près de nous par Morgagni, et de nos jours par Baumes et par Ettmuller. Le lait d'ânesse est celui qui, par sa composition, se rapproche le plus de celui de la femme, et il a eu son heure de vogue. Mais il est fort difficile de se procurer du lait d'ânesse en quantité suffisante. Les laits de chèvre et de brebis sont souvent indigestes. Il est préférable de s'en tenir au bon lait de vache.

On le boira cru, si l'on est sûr de sa provenance, bouilli le plus souvent, tantôt pur, tantôt coupé avec une eau minérale, de l'eau de chaux, ou aromatisé avec quelques cuillerées de cognac ou de kirsch.

On a beaucoup préconisé autrefois la cure de petit lait qui se faisait surtout à Gaïs et à Heiden, dans le canton d'Appenzell, à Méran et à Ischl, en Autriche. En France, cette cure se fait encore à Aubrac, dans les montagnes de l'Aveyron. Mais elle est plus utile dans d'autres maladies que dans la tuberculose. Les tuberculeux feront bien d'aller à Gaïs, à Heiden, à Méran, à Ischl et à Aubrac pour profiter du climat de ces localités, mais ils devront n'absorber que de faibles quantités de petit lait.

Le koumys est une boisson alimentaire très employée par les Tartares du nord du Caucase; c'est du lait de jument fermenté. M. Appenzeller, chimiste à Cannes, en fait venir directement des steppes de Samara; après pasteurisation, ce koumys supporte fort bien ce long voyage. On s'habitue rapidement au goût de ce liquide et on finit même par le trouver agréable. Il a une influence favorable sur l'assimilation, favorise la digestion et la sécrétion urinaire. On voit survenir à la suite de son usage prolongé de notables augmentations de poids. Daremberg, qui en buvait récemment une bouteille par jour, a augmenté de 12 kilogrammes en six mois.

Le képhir est du lait de vache soumis à une fermentation spéciale développée par le Dispora caucasica. Ce ferment contient deux ordres d'éléments figurés : des bacilles courts, larges, munis de spores à leurs extrémités, et des cellules de levure de bière. Le bacille produit la fermentation lactique et la levure, la fermentation alcoolique. Le képhir est un liquide mousseux, à saveur aigre-douce un peu piquante. Il renferme des flocons de caséine en suspension. Le képhi

?aris contient 1 à 2 centimètres cubes d'alcool r 1000.

e koumys et le képhir conviennent surtout tuberculeux qui ont de l'atonie des voies estives ou qui digèrent mal l'huile de foie de rue et en général les corps gras. Ces liquides ont pris en dehors du repas, ou même, après outumance, pendant les repas.

a bière de bonne qualité, pure ou coupée u, les vins blancs légers ou même des vins nes, comme ceux de Marsala de Zucco, de lère, fortement étendus d'eau, sont de bonnes ssons.

i l'estomac est paresseux, on conseillera des sions chaudes, le thé léger, le maté ou thé du aguay, la camomille, le tilleul, la feuille anger, des grogs légers ou aromatisés avec 'eau-de-vie.

'alcool convient-il aux tuberculeux? On s'acde à dire qu'à petites doses il leur est utile. tuberculeux jeunes, à ceux dont les reins nt aucune tare, on peut donner avec avantage 30 grammes de cognac par jour dans nos nats chauds; dans les climats froids, on t aller à 60, à 80 grammes par jour. C'est une tique courante à Falkenstein. On le sert pur

après les repas; en dehors des repas, on le m
au lait, aux œufs crus, à de l'eau sucrée.

Dans les poussées fébriles, le cognac doit ê
donné régulièrement. Il tient la place des co
gras, que les fébricitants digèrent mal.

Dans tous les cas, aux goutteux, aux tuberc
leux ayant des troubles rénaux, nous conseille
de s'abstenir d'alcool, qui ne pourrait que leur ê
nuisible et entraver leurs fonctions digestives.

Nous avons admis la suralimentation en pr
cipe, mais il s'en faut qu'elle soit applicabl
tous les cas de tuberculose. Elle réussit surt
chez les jeunes gens, parce qu'ils possèdent
organes sains, mais à partir d'un certain âge
est rare qu'on échappe à un certain degré d'ar
riosclérose, qu'on ait conservé un foie et
reins en bon état. Alors la suralimention p
devenir un danger.

Il faut observer avec soin les tuberculeux qua
on commence à les soumettre à ce genre de tr
tement, examiner leurs urines et la façon d
s'accomplissent leurs actes digestifs. Des uri
troubles, fortement chargées en sels, la diarrh
avertissent qu'on dépasse la mesure et qu'il f
diminuer la ration alimentaire. « Cette alim
tation, volontairement, systématiquement exc

sive, à laquelle peuvent à peine résister les estomacs du nord, a pour effet chez nos compatriotes, surtout s'ils sont citadins, et plus encore chez les hommes du midi de l'Europe, de déterminer une surcharge habituelle de l'estomac, accompagnée de saburre, d'anorexie, de diarrhée alternant avec de la constipation, puis une véritable fièvre gastrique qui devient la cause fréquente d'erreurs de diagnostic, cette fièvre, avec sa petite sueur critique des dernières heures de la nuit, étant prise pour la fièvre tuberculeuse et faisant craindre que la tuberculisation apyrétique jusque-là ne prenne désormais un type aigu. » (Peter.)

Chez les tuberculeux qui ont de la néphrite, néphrite qu'un certain degré d'hypertrophie du cœur traduit plus souvent que l'albuminurie, le régime surabondant, et surtout le régime carné, amène des troubles fonctionnels, dyspnée, cyanose, refroidissement des extrémités, somnolence, qui tiennent à la non élimination des ptomaïnes ou leucomaïnes. Dans ces cas, le régime lacté serait tout indiqué au point de vue rénal. Mais il est insuffisant pour remonter l'organisme d'un tuberculeux, et on ne pourra y avoir recours exclusivement. Il faudra s'en tenir à l'alimentation ordinaire, mais en évitant les viandes rouges, le gibier, le poisson et même le veau, qui est souvent mal toléré. Au contraire, le poulet, le porc frais sont à recommander, ces viandes, pour des raisons inconnues, contenant moins de produits toxiques.

Les tuberculeux fébriles doivent être mis à un régime spécial. Si la fièvre est modérée, on se contentera de proscrire les aliments d'une digestion difficile, comme les légumes, les viandes bouillies ou braisées, et on insistera sur la viande crue, le lait, les œufs. Mais si la fièvre atteint 39 degrés, l'alimentation devient plus difficile. Si le malade supporte le lait, on le mettra au régime lacté exclusif. On y ajoutera en temps opportun la pulpe de viande crue, les peptones, des œufs crus ou chauffés, et on n'oubliera pas une certaine dose d'alcool. L'indication est de ne pas introduire dans l'estomac, dont les sucs digestifs sont imparfaitement sécrétés, des aliments qui demandent un travail de chymification.

Les tuberculeux à entérite chronique sont encore plus difficiles à nourrir. Ils doivent cesser l'huile de foie de morue, la viande crue, le vin, la bière. Leur alimentation consistera surtout en œufs crus, à la coque, ou durs, jambon, viande blanche finement hachée, potages épais, panades passées, riz, pâtes alimentaires. Debove a obtenu des guérisons surprenantes en prescrivant aux malades pour toute nourriture 60 grammes de poudre de viande par jour. La boisson la meilleure sera du thé léger, des grogs contenant une ou deux cuillerées à café de bon cognac. Le lait lui-même est parfois inutile ou nuisible : on cherchera à le faire tolérer en le coupant d'eau de chaux ou en y ajoutant, selon le conseil de Germain Sée, une dose de 1 à 5 grammes de chlorure de calcium par litre.

La dyspepsie des tuberculeux est un obstacle à la suralimentation. Il importe tout d'abord de hercher la cause de cette dyspepsie, et on la rouvera souvent dans l'abus de certains médicaments, en particulier de la créosote. Les tuberculeux sont généralement hypochlorydriques et n leur donnera avec avantage les substances qui éveillent la contraction et la sécrétion stomacales : mers sous forme de noix vomique, gentiane, réparations contenant un mélange de pepsine, ancréatine et acide chlorhydrique. Les viandes nement divisées, en particulier la pulpe de viande ue, les œufs, les purées, les farines seront les iments de choix. Le lait, le képhir et surtout le koumys rendront parfois les plus grands services.

Les vomissements sont fréquents chez les tuberculeux. Ils surviennent généralement après les quintes de toux. Il faudra diminuer la quantité de boissons, supprimer les condiments, le vinaigre, les boissons acidulées et alcooliques. Les malades seront tenus au repos et dans le décubitus horizontal après les repas. Il sera souvent nécessaire de recourir aux médicaments. Les opiacés tiennent le premier rang. On fera prendre avant le repas trois ou quatre gouttes de laudanum, ou deux gouttes noires anglaises, une pilule d'extrait thébaïque, ou une cuillerée d'un mélange par parties égales d'eau chloroformée saturée, d'eau de fleurs d'oranger et de sirop de morphine. Mathieu se loue beaucoup du mentho à la dose de 20 centigrammes dans un julep gommeux dont on donne trois ou quatre cuillerées à bouche toutes les dix minutes après les repas.

Dans les vomissements que rien ne peu calmer, on a recours au gavage et on introdu dans l'estomac un mélange de lait, d'œufs et d poudre de viande. L'estomac tolère souvent c qui a été introduit ainsi, tandis qu'il rejette c que le malade avale naturellement. Il sera util de faire précéder le gavage d'un lavage de l'estomac avec de l'eau dans laquelle on introduira au besoin quelques gouttes de laudanum pour paralyser momentanément la contractilité de l'estomac.

Dans quelques cas de phtisie laryngée où la déglutition est très pénible, est-il possible d'alimenter le malade par une autre voie que la voie buccale? On a fait de nombreux essais par la voie sous-cutanée, et de toutes les substances njectées, les unes n'ont pas été tolérées par la peau, les autres, comme les peptones, ont été mmédiatement éliminées par le rein sans profit pour l'organisme. Seules certaines graisses, en particulier l'huile d'olives, ont paru avoir une nfluence heureuse sur la nutrition, et il est ndiqué d'y avoir recours.

L'alimentation rectale a donné de meilleurs ésultats. Daremberg a nourri ainsi pendant quaorze mois un homme de cinquante-trois ans tteint d'un rétrécissement organique infranchissable de l'œsophage. Le malade ne rendait que grammes d'urée par litre. Daremberg lui administra des lavements d'eau vineuse, comme stimuant et pour fournir du liquide à l'économie, et es lavements nutritifs composés de viande, d'œufs et de pain, aliments traités d'abord par la pepsine et la pancréatine. Le malade put pendant ces mois de survie marcher, écrire, et il fournissait 15 à 20 grammes d'urée par litre.

Daremberg a pu faire vivre de la même manière un tuberculeux atteint de phtisie laryngée, avec œdème de la glotte et des replis aryténo-épiglottiques. La moindre goutte de liquide à avaler déterminait des douleurs atroces et depuis deux mois aucun aliment solide n'avait été dégluti. Des lavements de peptones permirent à ce malade de renaître à la vie, de marcher et même d'augmenter de poids.

CHAPITRE VI

Soins de la peau. — Gymnastique pulmonaire. Vêtement.

La peau doit être l'objet de soins quotidiens. On cherchera à en favoriser les fonctions, dont une des plus importantes est la sécrétion sudorale. Celle-ci, comme l'a récemment démontré Salter, contient des toxines tuberculeuses qui agissent à la manière de la tuberculine de Koch. Il faut donc la favoriser plutôt que chercher à la diminuer, ce que l'on faisait couramment et ce que l'on fait encore. En même temps on excite les papilles nerveuses qui tapissent la surface cutanée et on agit ainsi sur les centres nerveux dont on réveille l'énergie.

Les pratiques auxquelles on a recours chez les tuberculeux sont les frictions, les lotions, les enveloppements humides, les bains et les douches.

Les frictions peuvent être sèches ou humides. Les frictions sèches se font avec un gant de laine. L'heure la plus favorable est le matin, avant la toilette, quand le malade est encore au lit. Il est inutile de le découvrir tout entier, et même, si l'on craint un refroidissement, la friction peut être faite sous les draps. Avec un peu d'habileté, on peut en cinq minutes terminer cette friction, qui doit être faite dans le sens de la longueur des membres.

Pour la friction humide, on se sert d'eau de Cologne, ou mieux d'alcool à 90° aromatisé avec de l'essence de lavande ou d'eucalyptus. On peut aussi employer l'essence de térébenthine pure, mais elle est parfois irritante pour la peau. On verse un peu du liquide dans le creux de la main et on le répand vivement sur la partie du corps découverte; on frictionne ensuite avec le gant. Dans les sanatoriums, un personnel spécial est dressé pour cette pratique, à laquelle on attache une grande importance.

La friction peut être aussi faite quand le malade est debout, mais il en résulte une certaine fatigue qu'il faut souvent éviter.

Les lotions fraîches rendent des services chez les malades qui présentent de l'atonie générale et une égère fièvre vespérale. Le malade est placé dans ın tub et on promène rapidement en avant et en ırrière du tronc deux grosses éponges trempées lans l'eau vinaigrée et salée. On se servira d'abord l'eau à 20 ou 22 degrés dont on abaissera progres-ivement la température. Après la lotion, le malade era roulé dans une couverture de laine et placé ans son lit pendant un quart d'heure. On 'abstiendra de ces lotions chez les rhumatisants.

Les enveloppements humides (compresse échauf-ınte) sont très efficaces pour combattre les points e côté et les douleurs thoraciques. On entoure ı poitrine d'une serviette pliée dans sa longueur trempée dans l'eau froide, puis tordue. On la ecouvre de toile caoutchoutée qui déborde la erviette. Le tout est fixé par plusieurs tours une large bande de flanelle. Au bout de quel-ıes minutes, la peau s'échauffe et rougit. Après ıe demi-heure, ou une heure, si les phénomènes ouloureux n'ont pas cédé, on peut faire une ouvelle application d'eau froide. Mais chez les berculeux, nous ne recommandons pas les angements trop multipliés des compresses oides, à cause de la diminution de la vitalité ıi rendrait problématiques des réactions trop uvent demandées. Après quelques heures d'application, la compresse humide est retirée e on sèche soigneusement la peau.

On peut aussi donner des bains généraux au tuberculeux non fébriles, en les entourant d grandes précautions. La salle de bains doit êtr bien chauffée et l'eau du bain aura une tempéra ture de 35 à 36 degrés en hiver, 34 à 35 en été. O additionnera l'eau de chlorure de sodium ou d sels aromatiques. Le malade sera essuyé soigneu sement et devra garder le lit après le bain.

Les douches froides sont très préconisées dan les sanatoriums. A Davos, le quart environ de malades reçoivent la douche froide en jet bris A Hohenhonnef et à Falkenstein, où l'installatio hydrothérapique est parfaite, on emploie les do ches sous trois formes : douche latérale, vertica en jet, verticale en pluie. L'assistant, dans u pièce voisine, vérifie minutieusement la dur de la douche, qui est généralement de vingt trente secondes. Un dixième des tuberculeux e soumis à ce traitement. A Leysin, la douche e moins en honneur : on attend à peu près tout c climat. Brehmer et Sokolowski, à Görbersdo donnaient des douches de quatre à dix second à tous leurs tuberculeux et ont obtenu des succ remarquables. Néanmoins nous croyons que, on améliore quelques malades par ce procédé, on peut amener chez d'autres de graves accidents. Deux phtisiques de notre connaissance ont eu une pleurésie à la suite de quelques douches cependant bien données, et Barth signale aussi hémoptysie comme conséquence de cette pratique hydrothérapique.

Le massage n'est pas recommandable aux tuberculeux. Nous avons autrefois soumis à cette pratique quelques-uns de nos malades, mais nous avons constaté qu'elle produisait souvent des congestions et parfois des hémoptysies : nous avons renoncé aux inhalations dans l'air comprimé au moyen des appareils portatifs de Waldenburg et autres de même genre. Le benéfice en est aléatoire et ne compense pas les dangers d'hémoptysie qui résultent de cette pratique.

Mais nous apprenons à nos tuberculeux non fébriles et n'ayant aucune tendance à l'hémoptysie (c'est-à-dire aux tuberculeux dont la maladie n'est pas en évolution) à respirer profondément et lentement de manière à déplisser le poumon dans toute son étendue. Plusieurs fois par jour, surtout pendant la marche, nous leur recommandons de faire dix à douze inspirations méthodiques. Beaucoup de tuberculeux n'ont jamais su, ou à la suite de douleurs thoraciques craignent de respirer à fond. Il est important de leur apprendre à exécuter cet acte physiologique, qui a une très grande importance au point de vue de la nutrition du tissu pulmonaire. S'il s'agit de tuberculeux non pulmonaires, on peut agir plus efficacement au moyen d'une gymnastique plus active, et alors les exercices physiques de toute nature non seulement ne sont pas proscrits, mais doivent être recommandés.

Les vêtements des phtisiques seront choisis avec soin. Ils doivent être chauds sans être lourds. Il faut surtout détourner les malades de ce fatal préjugé qui leur fait considérer tout refroidissement comme une catastrophe et les pousse à accumuler sur leur corps plusieurs épaisseurs de flanelle qu'ils ne changent qu'en tremblant. Un gilet de flanelle à manches pour l'hiver, à demi-manches pour l'été, voilà le vêtement de dessous à adopter. Quand le froid est rigoureux, on peut revêtir un second gilet de même étoffe, mais sans manches. Le tuberculeux portera des caleçons et des bas ou chaussettes d laine. Le maximum de chaleur est donné par u bas de laine recouvert d'un bas de soie. Quelqu chaleur qu'il fasse, le tuberculeux se gardera d evêtir des vêtements de toile ou d'un tissu trop ;ger : il doit se contenter des étoffes de demiaison. Les femmes devront renoncer à l'usage u corset trop serré, qui gêne l'expansion pulmoaire.

En hiver, les malades doivent toujours se unir d'un châle afin de parer aux transitions rusques de température. Cette précaution n'est amais plus utile que dans nos climats méditerraéens. A Nice, Cannes ou Menton, par les temps s plus beaux, quand on passe de l'ombre au oleil, on risque de se refroidir, si l'on n'a pas ecours à un vêtement supplémentaire. Il est ussi indiqué contre les vents froids qui s'élèvent oudainement dans ces régions. Nous recommanons encore au malade de mettre un châle sur es jambes quand il cesse de marcher et se repose nomentanément.

Pour la cure d'air la nuit, les malades adopteont un vêtement à étoffe élastique, comme les jerseys » des bicyclistes. Le cou doit être couert assez haut et l'ouverture du vêtement sera unie de boutonnières solides afin que la poiine ne reste pas découverte. La tête sera aussi rotégée, afin d'éviter les coryzas.

Pendant la cure sous les vérandas, on recommandera les chaussures de feutre. Les chaises longues sont munies d'un matelas, et dans les climats froids les malades sont pourvus de couvertures chaudes et de fourrures. Le sac en peau de mouton est d'un usage commode : il ne livre aucun passage à l'air extérieur et permet de résister aux froids les plus rigoureux. Si l'on n'emploie pas cette sorte de sac, il faut se faire emmaillotter soigneusement dans les couvertures.

CHAPITRE VII

Des sanatoriums.

Les sanatoriums sont des établissement où l'on umet systématiquement les tuberculeux aux gles que nous avons données pour le traite-ent hygiénique de la tuberculose. La désinfec-on des locaux et des objets ayant servi aux alades, literie, linge, vaisselle, argenterie, cra-oirs, la destruction des bacilles contenus dans crachats ou autres produits pathologiques pratiquent avec les précautions les plus minu-uses. Il en résulte que ces agglomérations de berculeux ne deviennent pas un foyer de con-nination, car il a été démontré par des statis-ues récentes qu'autour des sanatoriums actifs, nme ceux de Davos et de Falkenstein, la rtalité par tuberculose avait plutôt diminué uis leur construction.

Les sanatoriums sont des établissements *fermés* ; les malades ne peuvent en sortir sans l'autorisation du médecin et y vivent constamment sous sa surveillance. On peut les diviser en deux classes : *établissements destinés aux malades riches établissements destinés aux malades pauvres.* Ces deux types ne sont pas encore réalisés d'une manière satisfaisante en France, mais ils sont en voie d'exécution. En attendant, c'est en Allemagne que nous avons dû les étudier.

SANATORIUMS DESTINÉS AUX MALADES RICHES

Sanatorium de Falkenstein. — Il a été fond en 1874 et inauguré en 1876, grâce à l'initiativ de quelques médecins de Francfort. Il est dirig par le Dr Detweiler. Nous le prendrons comm modèle de cette classe de sanatoriums.

Il est situé à 400 mètres au dessus du nivea de la mer, sur le versant méridional du Taunus bien abrité par les montagnes contre les ven du nord, de l'est et de l'ouest, largement ouve du côté du sud-ouest, avec vue de ce côté su Cronberg et la plaine du Mein.

L'établissement se compose d'un bâtimen

rincipal, de deux ailes latérales et de deux nnexes, qui sont reliées au corps du bâtiment ar des galeries couvertes. Derrière la galerie est ne magnifique salle à manger qui a 12 mètres e largeur, sur 24 mètres de longueur et 10 mètres de hauteur et qui peut facilement réunir 00 convives.

Le rez-de-chaussée du bâtiment principal comrend des salles communes, une salle de musique, n salon de lecture, un jardin d'hiver, une salle e billard, une bibliothèque bien fournie de livres llemands, anglais et français, le cabinet du irecteur et le bureau de poste et télégraphe. es étages renferment les chambres à coucher es pensionnaires.

La terrasse entre la façade principale et les eux ailes est très abritée. Tout le long des bâtiients se développe une *véranda* ouverte, munie 'installations permettant de se mettre à l'abri u soleil, de la pluie et de la neige. Dans le jardin n a construit d'autres pavillons ouverts. Queles-uns d'entre eux sont fixés sur un pivot; ils euvent être ainsi orientés contre le vent ou le oleil. Dans les pavillons et les vérandas sont nstallées 140 chaises longues, sur lesquelles les nalades font la cure d'air.

L'annexe de l'est touche à la forêt. Elle ne contient que des chambres de malades. Elle est reliée au bâtiment principal par une galerie-promenoir de 65 mètres de longueur. L'annexe de l'ouest renferme au rez-de-chaussée les services hydrothérapiques : bains chauds, douches en pluie et en jet. Une source spéciale, dont le captage est parfait, donne une eau très pure à la température de 10 à 12 degrés centigrades. Au dessus de ces installations balnéaires se trouvent le cabinet de consultation des médecins, un salon d'attente, un laboratoire microscopique et chimique. Les deux étages de cette annexe servent d'habitation aux médecins, qui sont au nombre de quatre : le Directeur et trois assistants.

Tout l'établissement est chauffé par la vapeur à basse pression. En 1883 a été installé un système d'égouts parfait avec purification chimique des eaux ménagères.

Des crachoirs sont disséminés dans tous les points de l'établissement et les malades doivent en faire usage sous peine de renvoi. Chacun possède le crachoir de poche de Detweiler, que nous avons décrit.

Un grand parc, sillonné de chemins commodes

ntoúre l'établissement et permet des promenades 'aciles au milieu d'un site pittoresque.

Le climat de Falkenstein est celui de l'Alle-nagne centrale. Son principal avantage est d'of-rir un air de montagne, c'est-à-dire un air pur, lépourvu de poussières et de vapeurs. L'atmos-hère y est plutôt sèche, malgré la fréquence des luies. Les variations thermométriques sont rare-nent brusques et considérables. Le coucher du oleil ne produit pas de refroidissement notable. es soirées se font remarquer pendant presque oute l'année par le calme de l'atmosphère et égalité de la température.

Le traitement au sanatorium a pour but de lacer les malades dans les conditions hygiéniques t diététiques les plus favorables. La cure d'air st le facteur le plus important de ce traitement. lle consiste à faire respirer le malade jour et uit dans une atmosphère constamment renou-elée : le jour sur des chaises longues placées ans les vérandas ou les pavillons, la nuit dans ne chambre bien ventilée par des appareils éciaux et dont les fenêtres sont munies de asistas qu'on ouvre plus ou moins suivant s cas. Les plus valides font aussi de l'exer-ice en plein air, parfois sur un terrain en pente, et on leur apprend à respirer méthodiquement.

L'alimentation joue un rôle important à Falkenstein. Le lait, qui entre pour une grande part dans la suralimentation, est fourni par la ferme de l'établissement, dont les vaches sont périodiquement soumises à l'épreuve de la tuberculine.

Les soins de la peau sont l'objet d'une attention particulière. Presque tous les malades reçoivent quotidiennement une douche ou des frictions. A ce service est consacré un personnel spécial.

Un malade dépense en moyenne à Falkenstein 13 marks : 8 marks pour la nourriture, 4 marks pour la chambre, soit à peu près 15 francs, dans lesquels sont compris les soins médicaux.

L'Allemagne renferme encore d'autres sanatoriums importants.

Le sanatorium de Hohenhonnef est situé à une altitude de 158 mètres au-dessus de la petite ville de Honnef, placée sur la rive droite du Rhin, à laquelle la douceur de son climat a valu la dénomination de Nice du Rhin. L'hiver y est doux et de courte durée; l'été y est rarement chaud. Le sanatorium étale ses magnifiques constructions sur la pente des Sept-Montagnes qui domine cette partie de la vallée du Rhin. Un parc de 25 hecarcs, merveilleusement dessiné, entoure l'établissement, qui offre toutes les ressources du confort moderne : lumière et ascenseur électriques, chauffage par l'eau chaude, ventilation, systèmes les plus perfectionnés d'hydrothérapie et d'inhalation. Les chambres à coucher ne cubent pas moins de 60 mètres ; la salle à manger est immense ; des salons, des salles de billard et de lecture occupent tout le rez-de-chaussée. Les vérandas pour la cure entourent le bâtiment principal et sont divisées de manière à éviter les courants d'air. Les bâtiments des machines pour l'éclairage, le blanchissage, la désinfection, l'alimentation d'eau sont situés dans la vallée et reliés au sanatorium par un chemin de fer funiculaire : de cette manière les malades sont à l'abri de la poussière, de la fumée et du bruit.

Ce sanatorium a été ouvert en 1892. Il est le plus luxueux et le mieux aménagé de tous les établissements de ce genre. Toutefois il est moins bien orienté et protégé des vents froids que Falkenstein. Il contient 74 chambres de malades. Le directeur est le Dr Meissen, ancien assistant de Dettweiler.

Les sanatoriums de Görbersdorf, à 5 kilomètres de Dittersbach, station de la ligne de Breslau à

Fribourg en Silésie, sont au nombre de trois. 1° L'ancien sanatorium de Brehmer, le premier en date de tous les établissements similaires, dirigé actuellement par le Dr Kobert. C'est un véritable monument d'architecture gothique, plus prétentieux que commode. 2° Le sanatorium du Dr Römpler. Comme le précédent, il peut recevoir environ 100 malades. 3° Le sanatorium de la comtesse Puckler, dirigé par le Dr Weicker. Ce dernier, plus petit, ne reçoit que 30 malades. Görbersdorf est à une altitude de 560 mètres.

Sanatorium de Saint-Blasien. Directeur Dr Sander. Altitude 772 mètres, sur la ligne de Bâle à Francfort.

Sanatorium de Nordrach, dans la Forêt Noire badoise (34 malades). Directeur : Otto Walther.

Sanatorium de Schömberg, dans la portion wurtembergeoise de la Forêt Noire. Altitude 650 mètres. Directeur : Dr Baudach.

Le sanatorium de Reiboldsgrün est situé dans l'Erzgebirge, entre les forêts de Thuringe et les monts des Géants, montagne qui forme la limite entre la Saxe et la Bohême. Directeur : Dr Wolff. Ce sanatorium est constitué par un assemblage de petites villas de 12 à 20 chambres, reliées au

Kurhaus proprement dit par des passages vitrés.

Le sanatorium de Rehburg est dans les montagnes du Harz, à l'est de la Weser. Altitude 150 mètres. Directeur : Dr Kaatzer. Un deuxième sanatorium, à Rehburg, est dirigé par le Dr Michaelis.

Parmi les sanatoriums allemands, ceux qui nous intéressent le plus sont ceux de Falkenstein et de Hohenhonnef, parce qu'ils sont plus rapprochés de nous et qu'ils se trouvent en des pays où la langue française est parlée assez couramment.

Mais ce sont les sanatoriums de Suisse qui ont surtout le privilège d'attirer nos compatriotes et Leysin en particulier est devenu le quartier général de nos tuberculeux.

Le sanatorium de Leysin est situé à 1450 mètres d'altitude, à 200 mètres au-dessus du village du même nom. On y monte d'Aigle, station du chemin de fer du Valais, en trois heures de voiture : un chemin de fer électrique reliera bientôt le sanatorium à la plaine. L'établissement est adossé à de hautes montagnes qui le dominent de plus de 600 mètres et le protègent des vents du nord; il est contigu à une forêt de sapins dans laquelle on a tracé de nombreux chemins pour les promenades quotidiennes des malades.

Le sanatorium a l'allure d'un grand hôtel de montagne et il en diffère peu par les aménagements intérieurs. Les chambres ont des impostes pour l'aération, mais on y trouve les tentures et les meubles habituels de nos appartements. Les vérandas sont placées sur les parties latérales du bâtiment principal, s'étendant entre celui-ci et l'habitation du directeur actuel, le Dr Exchaquet : elles forment deux étages.

Une belle terrasse s'étend devant le sanatorium ; on y jouit, comme des vérandas, d'un merveilleux panorama. Au premier plan, c'est Leysin, avec ses pâturages, ses troupeaux, ses chalets aux toits brunis, sa modeste église, des bouquets d'arbres aux essences variées, érables, sorbiers, frênes ou majestueux sapins. Plus bas des collines s'abaissent en gradins irréguliers et verdoyants jusqu'à la vallée du Rhône où le fleuve roule ses ondes grises. En avant, à droite, à gauche, de hautes montagnes étalent la majesté de leurs cimes couronnées de neiges éternelles et peuplées de glaciers. Suivant la saison, les jours les heures même, le spectacle subit d'incessantes variations. Le malade, de sa fenêtre ou de la chaise longue, s'intéresse aux jeux de lumière sur les sommets, à l'apparition et à la fonte de neiges, à la verdure qui naît, et ces changements de la nature lui font paraître moins long le temps qu'il consacre à sa cure. On conçoit difficilement le sanatorium sans un vaste horizon : Leysin à ce point de vue est hors de pair.

Le sanatorium actuel possède 110 chambres, dont 90 sont orientées au midi : le nombre en est insuffisant. On vient de bâtir, en dessous du premier, un autre sanatorium (sanatorium du Mont-Blanc) qui sera prochainement ouvert aux tuberculeux. Il contient 120 chambres au midi, dont les moindres ont une capacité de 60 mètres cubes, avec impostes, appareils de ventilation. Trois grandes vérandas de cure sont dans le bâtiment principal, au rez-de-chaussée, premier et deuxième étages. L'établissement dispose d'un ascenseur, de la lumière électrique et d'appareils de chauffage par la vapeur à basse pression.

Davos est peuplé l'hiver de tuberculeux qui font librement la cure dans les hôtels. Il existe depuis 1887 dans cette station un sanatorium fermé dirigé par le Dr Turban et pouvant recevoir 70 malades.

A Arosa, où l'on va de Coire en quelques heures par une bonne route, existe un sanatorium plus récent dirigé par le Dr Jacobi. L'altitude

(1856 mètres) est plus considérable qu'à Leysin et à Davos. Nous connaissons des tuberculeux qui se sont bien trouvés de ce climat.

Un nouveau sanatorium pour tuberculeux vient de s'ouvrir à Montana (1520 mètres). On y arrive par Sierre, station du chemin de fer du Valais, au moyen d'une route très pittoresque qu'on vient seulement de livrer à la circulation. L'hôtel est bien protégé des vents du nord, pourvu de vérandas et contient 80 lits. Le Dr Stephani, autrefois à Leysin, dirige cet établissement.

En France les sanatoriums sont rares et on peut dire qu'il n'existe aucun établissement de ce genre pouvant rivaliser avec les grands sanatoriums allemands.

Un seul fonctionne régulièrement, celui qu'a établi le Dr Sabourin au château de Durtol, près de Clermont-Ferrand, à une altitude de 520 mètres. Malheureusement cet établissement ne contient que 30 chambres.

Le sanatorium du Canigou, à Vernet-les-Bains, à une altitude de 700 mètres, a consisté d'abord en plusieurs vérandas où l'on se rendait des hôtels voisins pour la cure. On vient de construire un hôtel de 70 lits près des galeries, de sorte que cet établissement pourra compter bientôt parmi les sanatoriums fermés. Il a comme directeur le Dr Giresse. Nous citerons aussi le petit sanatorium du Dr Crouzet, chemin de Trespoé, à Pau, pouvant contenir 12 à 16 malades.

Nous n'avons en France pas d'autre sanatorium. On nous en avait annoncé plusieurs : à Ardes sur Couze ; à Pacanaglia, près Villefranche ; à Aubrac, dans l'Aveyron ; mais ils sont tous encore à l'état de projet.

Voici la principale cause de ces échecs : on a voulu faire des sanatoriums ou d'hiver ou d'été, ce qui implique des frais énormes pour un bénéfice aléatoire. Pour que les sanatoriums aient des chances de succès, il faut qu'ils puissent recevoir des malades toute l'année, et alors on trouvera des capitaux pour les bâtir. On devra choisir pour cela ou des altitudes ou des climats moyens, et les emplacements ne manquent pas en France.

Nous pouvons citer encore le sanatorium de Neu-Schmecks, dans les Carpathes, à 1004 mètres d'altitude dirigé par le Dr Szontagh ; celui de Tonsaassen en Norvège, entre Bergen et Christiania, dans les forêts de sapins, à une altitude de 600 mètres (directeur : Dr Andvord). En Amérique, dans la Caroline du Nord, le Dr Von Ruck dirige le sanatorium Winyah à Asheville.

SANATORIUMS DESTINÉS AUX MALADES PAUVRES

Sanatorium de Ruppertshain. — On peut le donner comme type du sanatorium pour les phtisiques pauvres. Il est situé à une heure de voiture de Falkenstein, à cinq minutes du village qui porte son nom. Commencé en mai 1894, il a été terminé en 1896. Il est dirigé par le Dr Nahm, ancien assistant de Detweiler.

C'est une fondation de bienfaisance créée par une société francfortoise et destinée aux poitrinaires indigents. Une partie des bénéfices de l'établissement de Falkenstein est destinée à cette œuvre philanthropique.

Le sanatorium à 380 mètres d'altitude, occupe sur le versant méridional du Taunus un site magnifique, au milieu de vastes forêts étalées sur des pentes qui le protègent du côté du nord et de l'ouest. Au sud, la vue absolument dégagée embrasse toute la plaine du Mein.

L'établissement a été construit en suivant une courbe ouverte au S.-S.-E., de manière à abriter plus efficacement contre le vent. Toutes les chambres de malades sont situées sur cette façade; le côté nord est réservé aux couloirs et aux escaliers. On distingue un bâtiment principal composé d'un sous-sol, un rez-de-chaussée, et trois étages, deux galeries de cure latérales et diverses annexes.

Le bâtiment principal est divisé en deux parties symétriques, l'une pour les hommes, l'autre pour les femmes. Le sous-sol contient la chambre des machines, l'hydrothérapie, les caves, une pompe élévatoire pour l'eau, le calorifère; aux extrémités sont des salles de conversation et de travail. Le rez-de-chaussée et les deux étages renferment les chambres de malades ayant de 3 à 6 lits.

A Falkenstein, on pouvait se croire dans un hôtel. Dans la plupart des chambres, on trouvait du papier aux murs, des meubles élégants. Ici ce sont des murs peints et sans angles, des meubles propres, mais réduits au strict nécessaire. L'aération est parfaite; elle se fait au moyen d'impostes mobiles et de cheminées d'appel.

Les salles à manger sont au premier et deuxième étages dans la partie centrale. Elles s'ouvrent par des portes-fenêtres sur des balcons de 11 mètres de longueur.

Les galeries pour la cure d'air sont, comme les autres parties de l'établissement, réservées l'une aux hommes, l'autre aux femmes.

A Falkenstein, ces galeries offrent un spectacle assez agréable. Les malades se groupent d'après leur sympathie et les hommes sont souvent mêlés aux femmes. Celles-ci peuvent se réserver une partie de galerie, et nous nous souvenons de quatre ou cinq d'entre elles qui avaient su donner à leur *home* momentané, grâce à des fleurs, à quelques étoffes habilement placées et au charme de leur visage, un attrait particulier. A Ruppertshain, rien de semblable : les galeries ne sont plus divisées comme à Falkenstein, de sorte que l'œil embrasse d'un coup une interminable rangée de chaises longues réservées aux malades d'un seul sexe. La coquetterie n'est plus de mise, chacun fait sa cure sans souci du voisin.

Il n'y a pas de parc autour de Ruppertshain. Les promenades se font dans un terrain adjacent au sanatorium, où nous n'avons plus ces beaux ombrages, ces chemins bien dessinés et ces abris des sanatoriums précédemment décrits.

Les malades font cinq repas par jour : premier déjeuner, deuxième déjeuner, dîner, goûter et souper. Ils n'ont qu'une sorte de viande aux principaux repas. La pension complète est de 3 marks par jour (3 f. 75).

Le sanatorium peut recevoir 90 malades; on n'y admet que des tuberculeux curables.

Un grand nombre de sanatoriums existent en Allemagne fondés sur le modèle de Ruppertshain. « Aujourd'hui, dit Gilbert Sersiron, dans sa remarquable thèse (*Les phtisiques adultes et pauvres en France, en Suisse et en Allemagne, 1898*), l'Allemagne dispose de 25 hôpitaux avec 2500 lits pour y soigner 10 000 phtisiques pauvres par an (la cure est de trois mois) suivant les meilleures règles et les plus récents progrès de la thérapeutique. »

La Suisse a des établissements semblables à Davos-Dörfli (Haute-Engadine) et à Heiligenschwendi (lac de Thoune), à Braunwald (canton de Glaris.

C'est la ville de Bâle qui a fondé le sanatorium de Davos-Dörfli, à 1600 mètres d'altitude. Il a été ouvert le 14 décembre 1896. Il peut recevoir 8 malades dans des chambres à 1, 2 et 4 lits. La pension est de 2, 3 à 5 francs. Les sexes sont séparés, sauf dans les salles à manger. La cure se fait dans des vérandas de 3 mètres de largeur, sur de hauteur. A cause de la rigueur du climat, les fenêtres sont doubles et à doubles impostes mobiles.

Le sanatorium situé à Heiligenschwendi est dû à l'initiative de la Société d'utilité publique de Berne, suivie dans cette voie par la Société cantonale de médecine et la Commission de bienfaisance de l'église protestante bernoise. Il est situé à 1160 mètres d'altitude, sur la rive septentrionale du lac de Thoune. On y monte de cette ville en deux heures. Il comprend des chambres à 1, 2, 3, 4 et 8 lits. La pension est de 1 fr. 50, 2 fr. 50 et 4 francs. On peut y recevoir 100 malades : les sexes sont séparés.

L'établissement est pourvu de tout le matériel nécessaire à une ventilation parfaite, et de vérandas avec chaises longues.

A l'arrivée, le malade prend un bain et se met au lit. Pendant ce temps, ses vêtements et son linge sont soumis à la désinfection : il entre ensuite dans la vie commune.

Le sanatorium de Braunwald est situé à 1150 mètres d'altitude, à une heure de marche au-dessus des bains de Stachelberg. Il contient 30 lits. Il est destiné principalement aux malades du canton de Glaris, mais les malades étrangers peuvent y être admis pour le prix de 4 à 5 francs

Depuis longtemps en Angleterre il existe des ôpitaux destinés aux phtisiques. Le plus ancien n date est l'hôpital Royal, pour les maladies de oitrine (City Road), fondé en 1814. Le plus connu st Brompton Hospital, qui ne contient pas moins e 300 malades, et renferme tous les perfectionements du confort moderne. Londres possède ncore pour les tuberculeux l'hôpital de Victoria 'ark, l'hôpital de Mount Vernon, l'infirmerie de Iargaret Street. On peut citer aussi l'hôpital de 'entnor dans l'île de Wight, l'hôpital de Craigeith, près d'Edimbourg.

Moins bien pourvue, la France a depuis 1888 hôpital d'Ormesson; depuis 1891 l'hôpital de 'illiers, construits par l'Œuvre des enfants iberculeux, qui, sous la présidence du Dr Hérard, rend chaque jour une importance plus considérable. Ces deux hôpitaux, dont le premier eçoit des enfants de trois à douze ans, le second es sujets plus âgés, de douze à seize ans, possèent actuellement 350 lits. Le traitement hygiéique y donne de 25 à 35 p. 100 de guérisons. Une euvre analogue destinée aux jeunes filles a été ondée en 1881. Elle possède un grand hôpital Villepinte (Seine-et-Oise) pouvant recevoir 70 tuberculeuses; un autre à Champrosay pour les candidates à la tuberculose (40 lits); un petit sanatorium, à Hyères (Var) qui est destiné à des tuberculeuses au premier degré (18 lits) pouvant bénéficier du climat de la Provence.

L'Assistance publique ouvrira un sanatorium de 200 lits à Angicourt. Elle va créer des pavillons spéciaux pour les tuberculeux dans les hôpitaux actuels. Mais les malades y manqueront de ce qui est le plus nécessaire à leur cure, d'un air pur, et l'on doit souhaiter que ces pavillons ne servent qu'à hospitaliser les malades en attendant un séjour plus sain à la campagne.

L'Œuvre lyonnaise des tuberculeux indigents aura bientôt aussi son sanatorium à Hauteville, dans le département de l'Ain, à une altitude de 830 mètres.

Il semble bien établi maintenant que le modèle du sanatorium est celui qui permet le traitement par la cure à l'air et au repos, et on doit désirer qu'un grand nombre de ces établissements soient fondés. Les conditions qu'ils doivent remplir ont été bien indiquées par le Dr Turban, qui avait été chargé de les étudier par la commission d'hygiène de la Société suisse d'utilité publique (1893). Nous croyons utile de les résumer ici.

Il considère successivement : 1° le choix du

eu ; 2° la construction et l'aménagement de
établissement ; 3° l'organisation du service
énéral.

Choix du lieu. — Il faut avant tout un air pur,
est-à-dire qu'il faut fuir le voisinage des grandes
lles et des établissements industriels, à cause de
poussière, de la suie et des gaz délétères qui en
ont la conséquence. L'altitude élevée est souvent
ne bonne condition, mais elle n'est pas indispen-
able. On choisira un plateau bien exposé au
oleil et exempt de brouillards ou une vallée
uverte au sud et abritée par des montagnes
ontre les vents du nord et du nord-est. Le sous-
ol doit être sec et l'établissement doit pouvoir
sposer d'une bonne eau de source. On recher-
nera le voisinage d'une forêt de sapins.

Les moyens de communication doivent être
ciles et il est bon que le sanatorium soit placé
on loin d'une gare de chemin de fer.

Construction et aménagement. — Les établisse-
ents contiendront 60 à 80 malades. La façade
rincipale doit être tournée au midi ou légèreent inclinée vers l'est ou l'ouest. Il faudra tou-
urs tenir compte pour cette orientation des
nts dominants de la région.

Les établissements comprendront des locaux

pour l'administration, des chambres à l'usage des médecins, des chambres à coucher, un réfectoire des vérandas et une salle où les malades séjourneront s'ils ne peuvent profiter de la véranda.

Les vérandas ou galeries doivent être orientées au sud, de même que la salle de conversation. La salle à manger peut avoir toute autre exposition

Les chambres à coucher doivent être visitée par le soleil au moins quelques heures par jour Autant que possible on ne mettra pas plus d quatre lits par chambre. Il faut au moins 30 mètre cubes d'air par personne et par lit dans les chambres à coucher. Les fenêtres et portes-fenêtre sont munies d'impostes se mouvant autour d'u axe horizontal. Les parois, plafonds, fenêtres portes seront unis et sans cannelures. Les crête et les angles des parois seront obtus ou arrondis Les parquets seront recouverts de linoleum e les meubles pourront être lavés, de même qu tout ce qui compose la chambre, contenant (contenu.

Le meilleur système de chauffage consiste dan l'emploi de la vapeur à basse pression. La mei leure ventilation est celle qui résulte de l'ouverture des impostes, mais on pourra avoir recou à d'autres systèmes accessoires.

Chaque sanatorium doit posséder une installa-ion de bains et douches.

Des crachoirs seront placés sur le sol et à auteur de poitrine. Ils contiendront une solution ntiseptique. Les crachoirs les meilleurs sont en erre, en porcelaine ou fonte émaillée. Chaque nalade doit être pourvu du flacon-crachoir por-atif de Detweiler.

Les vérandas doivent être assez spacieuses our contenir tous les malades à la fois de bon natin jusque tard dans la soirée. Elles doivent tre exposées au soleil et autant que possible à abri du vent. Pour parer aux mauvais effets du ent et du soleil, on se servira de stores. La pro-ondeur de la véranda doit être au moins de ,5 mètres pour faciliter la circulation entre les haises longues. Près de chaque chaise longue e trouvera une petite table. La véranda doit pou-oir être éclairée.

Organisation du service général. — On n'admettra ue des malades curables, et pour cela on les sou-nettra à une observation de trois semaines sous œil d'un médecin de confiance ayant l'expérience e cette maladie. Le médecin du sanatorium doit ésider dans l'établissement ou habiter à une telle roximité qu'il puisse être toujours promptement renseigné sur tout ce qui se passe dans la maison.

La nourriture des malades doit être particulièrement abondante. Il leur faut par jour cinq ou six repas où le lait et le beurre joueront un rôle important. On leur donnera une ou deux fois de la viande par jour.

Qu'il s'agisse de phtisiques riches ou pauvres, la vie au sanatorium est la même. Les malades se lèvent à 7 h. 1/2 et font leur premier déjeuner. Ils peuvent alors se promener, si le médecin le permet et suivant ses indications, mais ils doivent être sous la galerie avant 10 heures pour la cure au repos sur la chaise longue. Après le deuxième déjeuner (10 h. 1/2) on reprend la cure au repos qui n'est interrompue que pour le dîner à 1 heure. De 2 heures à 4 heures, nouvelle séance de cure au repos, celle-ci plus obligatoire encore que les autres. A Leysin, l'avis suivant est affiché dans les galeries : « Les malades doivent de 2 à 4 heures garder le repos le plus complet, s'abstenir de conversations et de divertissements bruyants ». Le goûter (4 heures) est suivi de la promenade et on retourne à la chaise longue vers 6 heures jusqu'au souper qui a lieu à 7 heures. De 8 heures à 10 heures, les malades font leur dernière station sous la véranda jusqu'au coucher.

Les sanatoriums rendent les plus grands services dans la cure de la tuberculose. C'est là surtout où les tuberculeux comprennent toute l'importance des détails de la cure hygiénique. Ils y vivent au milieu de malades déjà initiés et subissent l'entraînement de l'exemple qui épargne au médecin la fastidieuse répétition des mêmes règles à observer. *C'est l'école mutuelle des tuberculeux* (Daremberg). Aussi leur conseillons-nous volontiers à tous quelques mois de cure dans ces établissements. Ils en reviennent avec des idées bien nettes sur le genre de traitement qui leur est imposé et peuvent ensuite se diriger eux-mêmes en quelque endroit qu'ils habitent.

Les sanatoriums sont particulièrement utiles aux tuberculeux pauvres et aux tuberculeux riches dépourvus de parents qui puissent vivre avec eux et leur rendre la vie facile. Nous ne connaissons rien de plus triste qu'un malheureux phtisique obligé de surveiller sa santé au milieu des mille détails de la vie. A celui-là nous conseillerons toujours le sanatorium.

Mais les tuberculeux qui ont le bonheur d'avoir autour d'eux des parents ou des amis dévoués et intelligents, s'ils sont dans une situation de fortune suffisante, seront toujours mieux dans une villa ou une demeure quelconque dont ils disposent et les médecins qui peuvent diriger la cure hygiénique sont assez nombreux pour qu'on puisse leur épargner l'épreuve parfois dure du sanatorium.

CHAPITRE VIII

Stations hivernales.

Pendant longtemps on s'est attaché à demander ux résidences d'hiver le maximum de chaleur; elle qui avait une moyenne de température plus onsidérable était regardée comme la meilleure. e thermomètre était le juge suprême et sans ppel. Les temps sont changés : on demande aintenant à la température non pas seulement ne moyenne élevée, mais une ordinaire stabilité un faible écart entre le jour et la nuit. L'air de région doit être modérément sec et surtout ne as présenter de grandes variations hygromé-iques; il doit être exempt de brumes et de rouillards afin de permettre une radiation solaire uissante et une grande intensité lumineuse. Il ut encore des abris contre les vents, et surtout ontre les vents froids du nord.

Il ne suffit pas qu'un climat soit bon pour que le tuberculeux en retire les avantages que demande sa santé. Il faut encore que des installations confortables lui permettent en ces régions de trouver les ressources d'alimentation, de logement, etc., sans lesquelles il ne peut guérir. Quand toutes ces conditions sont réalisées dans un climat approprié, la station hivernale est constituée.

En France, les stations les plus recommandables sont encore celles de la région méditerranéenne du département des Alpes-Maritimes, de la Côte d'azur, comme on l'a si bien nommée. Entre les contreforts des Alpes-Maritimes et la mer, il existe depuis Menton jusqu'à l'Esterel une zone privilégiée pour la douceur de son climat où les tuberculeux trouvent de sûrs abris contre les intempéries de l'hiver. Là, ni frimas, ni brouillards : une atmosphère lumineuse au milieu d'une végétation incomparable, devant cette Méditerranée aux flots bleus dont on ne se lasse jamais.

On fait beaucoup de reproches aux stations méditerranéennes. On a dit qu'elles possèdent un climat dangereux, à cause des variations hygrométriques, de la fréquence des vents, des écarts entre la température à l'ombre et au soleil, des poussières atmosphériques qu'elles recèlent. Quant aux tuberculeux, ils viennent sur la Riviera pour y mourir et le sol est parsemé de leurs tombeaux. On dit encore que des générations de tuberculeux y ont transporté une si grande quantité de bacilles que tout y est infecté et que non-seulement les malades ne s'y guérissent pas, mais que les bien portants y prennent le germe fatal.

Tout cela est un tissu d'erreurs. Ces merveilleux climats n'ont rien perdu de leur efficacité dans le traitement de la tuberculose. Sans doute ils ne possèdent pas l'immunité tuberculeuse. Mais, nous l'avons dit, cette immunité est une chimère; elle n'existe que là où manquent les humains. A mesure que nos stations se peuplaient et devenaient grandes villes, les cas de tuberculose s'y multipliaient en raison de la condensation des habitants. Mais on ne peut comparer l'hygiène de ceux-ci avec celle de nos hivernants dans ces nombreuses villas, dans ces somptueux hôtels de nos stations hivernales. Quand on nous envoie des épaves de sanatorium, il est évident que pas plus Menton que Cannes ne peuvent les guérir, mais un tuberculeux au début, qui est docile et se laisse guider, qui est soumis au traitement hygiénique, méthodiquement institué, s'améliore généralement. Malheureusement on ne nous envoie plus guère les tuberculeux à la période initiale de la maladie, et cela pour deux raisons : la croyance aux traitements spécifiques et l'opinion accréditée que l'aération continue est possible partout. Alors pourquoi s'exiler loin des siens? Puisqu'il suffit d'avoir de l'air pur et qu'on le trouve dans une campagne quelconque, à quoi bon faire un lointain voyage?

Le traitement spécifique de la tuberculose, nous le répétons, n'est pas encore trouvé, et si l'air pur suffit à la cure, ce traitement n'est facilement applicable partout que l'été. L'hiver cette même cure rencontrera dans un climat quelconque des difficultés quotidiennes qu'il sera impossible de résoudre avec l'organisation ordinaire des maisons de campagne. Au contraire, dans nos stations méditerranéennes la cure d'air se fait sans obstacle. L'aération continue est toujours possible, le jour dans les jardins, sous des ombrages ou dans les abris dont nous avons parlé; la nuit, dans les chambres dont la température, malgré les fenêtres ouvertes, ne descend pas au-dessous de 10 à 12 degrés dans les jours les plus froids.

Quant au danger de l'infection par les bacilles tuberculeux laissés par les nombreux malades qui viennent passer l'hiver dans nos stations, il est le résultat de cette microbophobie qui devient générale maintenant, mais il n'existe pas en réalité. Il a été démontré par Koch lui-même, dans une communication au Congrès international de Berlin (1890), que les bacilles ne résistent pas à une exposition à la lumière. S'il s'agit des rayons solaires directs, les bacilles sont tués, en un temps qui varie de quelques minutes à quelques heures. La lumière diffuse a le même résultat, pourvu que son action soit prolongée de cinq à sept jours. Dans nos stations du midi de la France, l'hivernant arrive au commencement de novembre et part dans les premiers jours de mai. Les appartements, hôtels et villas restent donc six mois inoccupés. En l'absence des hôtes, les tapis sont levés, battus, les literies sont purifiées, et pendant de longs jours la lumière entre largement dans les édifices, bien plus longtemps que ne demande le bactériologiste allemand. En supposant que ce travail ne soit pas effectué et que les crachats aient été répandus sur le sol d'appartements demeurés fermés, il a été bien démontré par Sawisky que leur virulence pouvait persister pendant deux mois et demi, mais jamais elle n'atteindra la durée de six mois pendant lesquels les habitations sont vides. Faut-il rappeler à ce sujet les expériences de Schill et Fischer, qui, recueillant des crachats desséchés, s'assurèrent que leur virulence persistait pendant environ quatre mois, mais qu'à partir du septième mois toutes les inoculations restaient sans effet. Ainsi donc, quand après un chômage de six mois on offre les villas et appartements aux hivernants, ceux-ci peuvent avoir l'absolue certitude qu'il n'y reste aucun bacille tuberculeux capable de les contaminer.

On pourrait supposer que le contage est plus facile dans les hôtels, mais il faut considérer que ces établissements abritent rarement des hôtes de passage. Quand un tuberculeux s'installe, il adopte une chambre et n'en change guère. S'il meurt, une indemnité est réclamée à la famille afin de mettre à neuf le mobilier, changer les tentures et soumettre le local lui-même à une désinfection méthodique. A Cannes, par exemple, un établissement spécial se charge de ce travail sous le contrôle des médecins et du bureau d'hygiène. Si un tuberculeux dangereux quitte un hôtel en pleine saison, les médecins signalent également u bureau d'hygiène la contamination de l'apparement qu'il a occupé, et on procède à une désinection. Dans ces conditions, le danger est éduit à son minimum.

L'hygiène devient de plus en plus parfaite ans nos stations méditerranéennes. A Cannes, a municipalité vient de décider l'adduction 'une eau potable entièrement à l'abri de l'air, andis que l'ancien canal de la Siagne, presque ntièrement découvert, pouvait être pollué en naints endroits par l'écoulement des eaux pluiales. Deux autres améliorations hygiéniques oivent être signalées : les vacheries ont été souises à un contrôle plus sévère et leurs animaux nt subi l'épreuve de la tuberculine ; on a établi ne inspection régulière des viandes vendues sur place de Cannes.

On ne saurait trop applaudir à ces mesures 'une importance capitale pour le bon renom e nos stations, et les municipalités semblent voir compris qu'elles doivent s'imposer tous s sacrifices pour arriver à une hygiène parite.

Les trois stations les plus importantes sur le litoral pour les tuberculeux sont : Cannes, Nice et enton. La température de ces trois villes diffère peu, comme le prouvent les moyennes de six mois de la saison.

	Nov.	Déc.	Janv.	Fév.	Mars.	Avril
Cannes (de Valcourt)........	11°,6	10°,5	8°9,	9°,9	11°,3	13°,5
Nice (Teyssière).	11 ,9	8 ,9	8 ,6	9 ,3	10 ,4	14 ,3
Menton (Farina).	12 ,6	10 ,3	9 ,9	10 ,4	12 ,2	14 ,8

Menton a une température moyenne un peu supérieure à celle de Cannes et de Nice et sa végétation le prouve, car le citronnier y prospère en grande culture, au lieu qu'à Nice et à Cannes on n'en trouve que des échantillons isolés dans de bonnes expositions. Mais au point de vue des tuberculeux c'est là un avantage de peu d'importance, car la température dans ces trois villes est bien suffisante pour permettre l'aération continue. Si l'on s'en rapporte aux relevés des observatoires, les chiffres indiquant les moyennes hygrométriques diffèrent à peine pour les trois stations. Il n'en est pas de même pour le vent : Menton et Cannes sont mieux protégées que Nice, et quand on compare les deux premières, si Menton est plus exposée au vent d'est, Cannes souffre plus du mistral. Mais dans chacune de ces stations, il existe des points privilégiés, et on peut dire qu'entre les bonnes et les mauvaises parties des territoires de chacune d'elles, il y a plus de différences qu'entre ces stations elles-mêmes. Il est donc important, quelle que soit la ville choisie, de prendre une demeure dans une situation favorisée. A Cannes, c'est la Californie, les Vallergues, Terrefial qui tiennent la première place; à Menton, c'est Garavan; à Nice, Saint-Étienne et Carabacel.

Les tuberculeux ne doivent pas habiter le centre de la ville. Ils s'en éloigneront assez pour retrouver l'air pur de la campagne, ou bien ils s'établiront au bord de la mer, si l'expérience leur a appris que ce voisinage ne porte aucun préjudice à leur santé.

Le séjour dans un hôtel est peu profitable aux tuberculeux et, s'ils veulent faire une bonne cure à la Riviera, ils doivent prendre une villa entourée d'un jardin, de manière à pouvoir s'y étendre en plein air. De plus en plus nous avons la conviction que ceux-là se guérissent qui renoncent aux excursions et aux entraînements inséparables d'une contrée fertile en attractions de toute sorte. « Heureux, dit Bennet, ceux qui sont satisfaits de passer de longues heures dans le voisinage de la maison qu'ils habitent, assis dans le jardin ou sur les rochers quand il fait beau, ou couchés suspendus dans un hamac et suivant à la lettre la direction de leur médecin ! Presque toutes les guérisons de phtisie que j'ai obtenues l'ont été chez des malades de ce genre. »

« Le médecin des tuberculeux ne doit pas être un médecin aimable. » (Daremberg.) Il doit savoir résister au désir qu'expriment les malades de faire des excursions et se rappeler que, s'il en permet une, on lui en demandera dix, et comme la première n'aura été suivie d'aucun effet fâcheux, s'il ne permet pas la seconde, on se passera de sa permission. Tôt ou tard des accidents pulmonaires se produiront et le succès de la cure sera compromis.

Mais là ne se bornent pas les recommandations à faire aux tuberculeux dans le midi méditerranéen. Ils doivent choisir une villa ou des appartements bien orientée au midi, de manière à avoir le maximum de soleil, et ils doivent éviter les vallées humides et les rives des torrents où règnent de perpétuels courants d'air. Avant de louer sa résidence d'hiver, le tuberculeux devrait toujours consulter un médecin connaissant bien la localité, afin d'être dirigé dans son choix. Ce n'est malheureusement qu'après s'être installés définitivement que les malades ont recours à leur médecin.

La vie du malade sera réglée dans ses plus

ɔetits détails. Il ne doit pas quitter sa demeure ıvant que le soleil ait eu le temps de réchauffer 'atmosphère; de même il devra toujours être entré avant son coucher. A ce moment, il y a, ıon pas une baisse thermométrique notable, mais ıne condensation de vapeur et une humidité qui efroidit la surface cutanée.

Si l'hivernant veut tirer du climat tout le profit lésirable, il fera le moins de feu possible; il 'aura recours au chauffage artificiel que dans les ours humides. Les fenêtres seront constamment uvertes, à moins de pluie persistante. On fermera les volets au plein du jour, si le soleil est rop ardent. La nuit, l'aération de la chambre se era par des impostes ou en entr'ouvrant la fenêtre t la retenant à l'aide de crochets et laissant les heminées ouvertes.

Il ne suffit pas de venir à Cannes et à Menton our se guérir d'une tuberculose : le climat n'a as de valeur curative par lui-même. Il faut laindre les malades qui croient tout gagné parce u'ils ont pu s'installer dans un hôtel ou une illa quelconque, alors que ces habitations n'ont ucune des qualités requises pour la cure. Il faut u tuberculeux des conditions de confort sans esquelles il ne peut triompher de sa maladie.

C'est cette considération qui fait la vogue des sanatoriums, où, avec une somme relativement modique, le malade dispose de toute les ressources nécessaires à sa guérison. La cure bien organisée dans nos stations est sans contredit plus onéreuse.

Entre Cannes, Nice et Menton, il existe d'autres stations de moindre importance où les tuberculeux pourront s'installer. Nous ne nommerons pas Monte-Carlo et ses environs, à cause du casino et de ses entraînements. Beaulieu est plus recommandable, de même que Villefranche. Antibes est plus exposée au vent, surtout dans la région du cap, et nous en dirons autant de Saint-Raphaël.

Grasse, à une altitude de 300 à 350 mètres, à 2 kilomètres de la mer, est souvent conseillée aux tuberculeux. Après avoir longtemps habité cette station, nous l'avons appréciée ainsi dans un mémoire à l'Académie de médecine : « Les tuberculeux se trouvent rarement bien du climat de Grasse. Proportionnellement il meurt à peu près autant de tuberculeux à Grasse que dans les grandes villes de France... Les hémoptysies y sont fréquentes et de même les congestions. Si cependant il y existait un sanatorium, comme à Falkenstein ou à Leysin, je crois qu'on pourrait en appliquant le traitement méthodique des établissements fermés, conseiller ce séjour à certains tuberculeux. »

Le climat de Grasse est moins chaud que celui des villes du littoral. Les moyennes ont un écart d'environ 3 degrés.

	Nov.	Déc.	Janv.	Fév.	Mars.	Avril.
	—	—	—	—	—	—
Cannes........	11°,6	10°,5	8°,9	9°,9	11°,3	13°,5
Grasse........	10	6 ,8	5 ,2	6 ,9	10	12

Cet écart est suffisant pour obliger à entretenir du feu dans les chambres pendant les trois mois d'hiver.

Hyères, dans le Var, est avec Nice la plus ancienne des stations hivernales du midi de la France. Elle est située à 4 kilomètres de la mer et ne possède pas des abris aussi efficaces que la région des Alpes-Maritimes. La température y est aussi élevée qu'à Nice et Cannes, mais le mistral y souffle souvent, surtout au printemps.

D'autres stations d'hiver, dans le sud-ouest de la France, ont une clientèle de tuberculeux : Arcachon, Pau, Cambo, Amélie-les-Bains et le Vernet. Elles diffèrent des stations précédentes par une température moins élevée et un air plus humide, avec radiation solaire moins intense et persistante : le climat est moins excitant et convient mieux aux sujets nerveux et facilement fébriles.

Arcachon reçoit les tuberculeux dans sa ville d'hiver, constituée par environ 200 villas, bâties sur le sable, entourées de sapins et protégées du vent par les dunes et la forêt. L'humidité y est plus grande que dans les stations méditerranéennes et le brouillard n'y est pas rare. Mais, au dire de Lalesque, cette station possède un climat recommandable, à cause des faibles écarts de sa température et de son état hygrométrique. Les moyennes pour l'hiver sont les suivantes :

Octob.	Novemb.	Décemb.	Janv.	Févr.	Mars.
13°,7	10°,3	7°,6	7°	9°,4	11°,2

Le Dr Lalesque a publié dans un livre récent des statistiques encourageantes, mais est-ce au climat d'Arcachon ou à la stricte observance des règles de la cure hygiénique qu'il faut attribuer les succès obtenus?

Nous ne pouvons recommander aux tuberculeux ni Dax, trop humide, ni Biarritz, à cause du vent.

On a attribué à Pau des qualités sédatives, à cause de son air plus humide qu'à la Riviera.

	Octob.	Nov.	Déc.	Janv.	Fév.	Mars.	Avril.
Temp. moyenne.	13°,7	8°,2	6°,2	5°	6°,3	9°	12°,2
Humidité relative moyenne......	80	82	83	82	80	79	71

On peut y envoyer, de même qu'à Pise, au bord des lacs italiens, à Montreux, les tuberculeux nerveux, facilement fébriles, aux muqueuses irritables.

La station de Cambo, dans les Basses-Pyrénées, à 15 kilomètres de l'Océan, est surtout connue depuis que le Prof. Grancher l'a adoptée pour sa résidence. Elle a une température moyenne suffisamment élevée.

Novemb.	Décemb.	Janvier.	Février.	Mars.	Avril.
11°	7°,7.	7°,4	8°,7	10°,3	12°

Il pleut souvent dans cette station, mais grâce à la perméabilité du sol, l'air est modérément humide; il est d'une très grande pureté. Les tuberculeux pourront y faire un séjour très profitable en avril et en mai, en septembre et en octobre. Ils pourront quelquefois prolonger leur séjour pendant tout l'hiver. Le climat de Cambo est parfait pour les gens nerveux, pour tous ceux qui ne se trouvent pas bien au bord de la mer. (Daremberg.)

Amélie-les-Bains (220 mètres) peut être utilisée comme station d'hiver, la moyenne de sa température n'étant que de 2 degrés au-dessous de celle de nos stations du midi. On y trouve en même temps les ressources d'une station thermale (eaux sulfurées sodiques).

Le Vernet (620 mètres) possède un sanatorium pour les tuberculeux. Mal abritée des vents froids, cette station a un climat assez inconstant et inégal. Cependant Sabourin y a obtenu des succès qui montrent une fois de plus que l'air pur et la discipline sont seuls indispensables aux tuberculeux.

Les malades qui ne craignent pas la mer et l'éloignement, pourront hiverner à Ajaccio et à Alger.

Ajaccio jouit d'un climat très doux, caractérisé surtout par une grande uniformité de la température et de l'état hygrométrique. Les moyennes des mois d'hiver sont les suivantes :

Novembre.	Décembre.	Janvier.	Février.	Mars.
15°,8	10°,7	9°,5	9°,8	14°

A peu près celles de Menton. L'humidité moyenne est de 69°,2 pendant la même saison, ce qui donne au climat un caractère sédatif. (Pompéani.) Les pluies sont rares et peu abondantes. Ajaccio est protégé des vents froids par une demi-ceinture de montagnes, et le sirocco y arrive chargé d'une humidité qui lui fait perdre son caractère dangereux. Au dire de Pompéani, la condition du sol est telle que « le vent ne soulève jamais aucune poussière à Ajaccio ». Les installations sont assez confortables en cette station, pour qu'on puisse l'indiquer aux tuberculeux que le voyage en mer n'effraie pas.

Alger est moins recommandable, malgré sa empérature plus élevée.

Novembre.	Décembre.	Janvier.	Février.	Mars.
17°,9	14°,9	13°,9	14°,1	15°,2

Il est peu de stations où les brusques changements atmosphériques soient plus fréquents. Les ariations de température, de pression atmosphéique, et de l'état hygrométrique se présentent lus souvent qu'à la Riviera. Le sirocco y est surout à redouter. « Quand ce vent brûlant souffle u printemps et à l'automne, les conditions atmophériques sont bouleversées, le thermomètre monte à 35, 40 degrés à l'ombre et fait tomber humidité relative de 80 à 20 p. 100; quand il urvient, les phtisiques sont anxieux, énervés; ils ont de la dyspnée, de l'inappétence et très souvent des hémoptysies ». (Daremberg.) Les malades que n'arrêteront pas ces inconvénients doivent se fixer non dans la ville, mais dans le faubourg de Mustapha qui s'étend jusqu'à la colonne Voirol, à 210 mètres d'altitude.

Biskra, aux confins du désert, à 111 mètres d'altitude, est abritée par les Aurès, qui la protègent mal des vents du nord. Cette station possède des installations suffisantes pour qu'on puisse y envoyer des malades, mais l'eau y est de mauvaise qualité et les égouts sont défectueux. On aurait tort de croire d'après sa situation que le froid y est inconnu. Les relevés de température de vingt années que nous avons pu consulter à l'hôpital militaire montrent que les minima de janvier ne sont pas supérieurs à ceux du littoral méditerranéen. Voici les moyennes d'après le Dr Dicquemare.

Novembre.	Décembre.	Janvier.	Février.	Mars.
14°,8	10°,9	9°,6	11°,8	15°,6

L'air y est d'une grande sécheresse; il n'y tombe que 164 millimètres d'eau par an.

L'Italie possède un grand nombre de stations

l'hiver dont quelques-unes n'ont plus qu'un passé, comme Pise, Naples et Rome. Ces villes sont à peu près abandonnées par les tuberculeux à la recherche d'un air pur.

Sur la Riviera, nous trouvons en suivant la côte méditerranéenne : Bordighera, San Remo, Ospedaletti, Alassio, Pegli, Nervi, pour ne citer que les principales.

San Remo occupe la première place et son climat ne le cède en rien à ceux de nos stations méditerranéennes françaises. On y trouve de confortables villas et de bons hôtels. Sa clientèle est surtout allemande.

Lorsqu'on se rapproche de Gênes, les abris sont moins efficaces et l'air est plus humide. Nervi, au delà de Gênes, passe pour avoir un climat sédatif se rapprochant de celui de Pise (Sparks).

Si Naples n'est pas habitable pour les tuberculeux, ils trouveront un séjour possible à Castellamare et à Sorrente, situées sur la rive occidentale du promontoire qui se termine par le cap Campanella. Les Apennins protègent ces stations contre les vents d'est et de nord-est. Au milieu de jardins d'orangers, on y jouit d'une vue merveilleuse sur le golfe de Naples.

Catane et Palerme en Sicile ont une température hivernale très élevée.

	Novembre.	Décembre.	Janvier.	Février	Mars
	—	—	—	—	—
Catane...	15°,4	12°,1	10°,9	11°,5	12°,9
Palerme..	15°,5	12°,3	10°,9	11°,1	12°,4

L'air est humide et nous pouvons répéter à propos de ces stations ce que nous disions d'Ajaccio, car elles jouissent aussi des avantages du climat insulaire : stabilité atmosphérique et hygrométrique. Mais les installations y manquent de confortable et le sirocco y est redoutable.

Les lacs italiens sont surtout fréquentés au printemps et en automne, mais on peut fort bien y passer l'hiver et nous y avons vécu avec des tuberculeux qui n'avaient qu'à se louer de ce climat. La température est suffisamment élevée en hiver pour permettre des sorties quotidiennes mais il faut chauffer les appartements. Nous n'y connaissons que trois stations possibles en hiver Pallanza et Locarno sur le lac Majeur, Lugano sur le lac de ce nom.

Pallanza est la plus importante. Elle possède plusieurs bons hôtels et des villas. Le Dr Scharrenbroich en a bien étudié le climat. La température moyenne pour les mois d'hiver est la suivante :

Octobre.	Novemb.	Décemb.	Janv.	Février.	Mars.	Avril.
—	—	—	—	—	—	—
12°,5	7°,1	3°,7	2°,5	4°,7	7°,6	12°,5

L'humidité est modérée : 70 en moyenne. La neige en hiver couvre le sol pendant plusieurs jours, mais les jours de soleil sont nombreux et il y a peu de brouillards.

Montreux, au fond du lac de Genève, reçoit un assez grand nombre de tuberculeux l'hiver. Pourant sa température est basse, bien inférieure à celle de Pallanza et même de Paris.

	Nov.	Déc.	Janv.	Févr.	Mars.	Avril.
	—	—	—	—	—	—
lontreux.	5°,3	1°,9	1°,4	2°,6	4°,6	1°,9
aris.....	6°,3	3°	3°,9	5°,5	6°,1	11°

L'air y est humide, 77 d'humidité relative, mais 'un grand calme. Le vent du nord n'y souffle amais et les jours de soleil y sont nombreux. Les Russes et les Allemands se contentent de ces aibles avantages climatériques que font par-onner des hôtels admirablement installés, où a vie est relativement peu coûteuse.

Abbazia, en Autriche, dans la partie septentrio-ale de l'Adriatique, sur la côte nord-ouest du olfe de Quarnero, est une station d'hiver d'ori-ine récente. Elle s'étend entre la mer et le Monte

Maggiore (1396 mètres) qui la protège à l'ouest et au nord-ouest. Les édifices sont bâtis en amphithéâtre sur les pentes de la montagne, où des chemins ont été soigneusement tracés pour les promenades graduées des malades. La température est assez élevée.

Novembre.	Décembre.	Janvier.	Février.	Mars.
—	—	—	—	—
11°,9	7°,7	7°,4	5°,3	7°,8

Il y pleut fréquemment, et l'air y est assez humide et souvent agité par le vent. Cette station est surtout fréquentée par les Autrichiens.

Arco, dans le Tyrol, au nord du lac de Garde, à 91 mètres d'altitude, jouit d'un air sec et calme, mais la température y est peu élevée, la moyenne des trois mois les plus froids, décembre, janvier, février, étant de 3°,7. Ce n'est que grâce à d'excellentes installations d'hôtels et de villas qu'une place peut être donnée à Arco parmi les stations d'hiver. On peut en dire autant de Meran, (324 mètres d'altitude), station plus froide et que nous ne conseillons que comme séjour d'automne et de printemps.

D'autres séjours d'hiver demandent un voyage plus long encore : l'Espagne, l'Égypte, Corfou, Malte, Madère.

En Espagne on peut indiquer deux stations vernales aux tuberculeux : Malaga et Valence.

Malaga, dans l'Andalousie, a une température evée. Assise au fond d'un golfe sur la Méditernée, bien orientée au sud elle est entourée au rd de montagnes qui la défendent des vents oids. A l'est et nord-est, elle est moins bien otégée. On y trouve, comme sur la Riviera des viers, des citronniers et des orangers. Mais on ou aussi y acclimater le cotonnier et la canne à cre. C'est dire que la moyenne de l'hiver est périeure à celle de notre Provence maritime.

	Novembre.	Décembre.	Janvier.	Février.	Mars.
	—	—	—	—	—
yenne.	16°,3	12°,6	11°,7	12°,7	14°,3

La pluie est rare et l'air est ordinairement sec. vent du nord-ouest y souffle parfois avec pétuosité, rappelant le mistral de la Provence. s'accorde à dire que le climat a beaucoup nalogie avec celui de Cannes, mais les malades trouveront pas des installations aussi conforles que dans notre station. Malaga est une ville rissante par son commerce, ayant une popuion de près de 100 000 habitants. La plupart habitations sont dans l'intérieur de la ville, et nous savons que le séjour des villes ne convien pas aux tuberculeux.

Valence, dans le province du même nom, sur l côte orientale d'Espagne est située à 2 kilomètre de la mer. Elle est protégée à l'ouest par le Sierras, au nord par les montagnes de l'Aragon Les vents d'est y prédominent, chargés d'humidit pendant l'hiver. La température, moins élevée qu Malaga, se rapproche de celle de nos station méditerranéennes. Les mêmes inconvénients qu Malaga sont à signaler au point de vue de l'in tallation des malades.

Les tuberculeux qui n'ont jamais de fièv pourront se diriger vers l'Égypte. Le Caire po sède de très bons hôtels et on y trouve un clim sec et chaud. Mais l'air y est vicié par une pop lation très dense et une poussière trop abo dante pour qu'un tuberculeux puisse y séjourne Ces inconvénients ne sont pas compensés par pittoresque de la région et la vue des Pyramide Les malades seront mieux à Louqsor et surtout Hélouan. Cette station, qui possède une sour sulfureuse, est située à 23 kilomètres du Cair sur la rive droite du Nil, qu'elle domine d'u hauteur de 48 mètres. On y trouve des hôte bien organisés. Le climat de l'Égypte est d'u grande sécheresse. La température est assez élevée (moyenne de l'hiver : 13°,3). Il faut quitter l'Égypte au commencement de mars si l'on veut éviter le khamsin, aussi terrible que le sirocco d'Alger. En revenant en Europe, on peut faire une station à Corfou ou à Ajaccio.

On vante beaucoup la navigation sur le Nil en « dahabieh ». C'est un moyen de locomotion coûteux, mais fort pittoresque. On remonte ainsi le fleuve jusqu'à la première cataracte. La cure d'air se fait sur le pont du bateau pendant qu'on voit défiler les rives de ce Nil tant vanté, avec ses maisons de campagne, ses villages et ses temples. Nous connaissons des malades qui ont été fort satisfaits de ce genre de voyage, mais ils devaient prendre de grandes précautions contre le froid et les brouillards du matin.

L'île de Corfou possède un climat doux, mais humide. La ville de Corfou est protégée des vents du nord par une chaîne de montagnes atteignant 1200 mètres. Les installations confortables y sont rares. Nous en dirons autant de l'île de Malte où l'on ne peut hiverner qu'à la Valette. Les vents rendent ce séjour fort désagréable en hiver.

Madère a été pendant longtemps la station la plus vantée pour les poitrinaires. La température y est telle que l'hiver n'existe pas. La moyenne est la même pour janvier, février et mars : 15°,9. Les oscillations du thermomètre dans la même journée ne dépassent pas 5 degrés en toute saison. Entre une journée moyenne de février, qui est le mois le plus froid de l'année (15°), et une journée d'août, qui est le mois le plus chaud (22°), la différence n'est que de 7 degrés.

Les tuberculeux habitent Funchal, capitale de l'île, protégée des vents du nord par les montagnes. Un vent chaud y souffle parfois de la côte d'Afrique, apportant le sable du désert. Les chemins de l'île sont pavés, en sorte que la poussière y est rare. La végétation est d'une merveilleuse richesse.

En été, les malades quittent Funchal et trouvent dans la montagne un séjour plus agréable qui leur permet de ne pas rentrer en Europe.

Le climat de Madère est mou et sédatif. On peut y envoyer les tuberculeux fébriles, ceux qu'impressionnent les moindres variations de température et qui résistent à la cure par l'aguerrissement, mais on en détournera ceux dont le tube digestif est atteint et qui ont des tendances à la diarrhée.

Il existe aussi dans les îles Canaries des sta-ions remarquables par l'égalité de leur tempéra-ure. Elles sont dans les grandes îles de cet archipel : Palma, Ténériffe et la Grande Canarie. Parmi ces stations, les unes sont au bord de la mer, Santa Cruz de Palma, Santa Cruz et Puerto Orotava de Ténériffe, Las Palmas dans la Grande Canarie : elles ont à peu près le climat de Madère; d'autres sont à une certaine altitude et possèdent un air plus sec : Villa Orotava (390 m.) dans l'île de Ténériffe, Monti (305 m.) dans la Grande Canarie. Ces deux dernières stations ont des hôtels confortables. Appréciant le climat de Madère et des Canaries, Arthur Ransome (*The treatment of phtisis*, 1896) dit avoir vu plusieurs cas de tuberculose entièrement guéris après un hiver ou deux passés à Madère, tandis qu'en dépit du délicieux climat des Canaries, il n'a constaté que de mauvais résultats chez les malades qui ont habité ces îles.

CHAPITRE IX

Stations d'été et stations intermédiaires.

L'été est la bonne saison pour les tuberculeux parce qu'il leur est plus facile de passer en plein air la plus grande partie de leur journée. A moins d'habiter des climats chauds, ils pourront faire leur cure à la campagne, selon les principes que nous avons indiqués, en ayant soin d'éviter les vallées humides et les plateaux trop ventilés.

Dans les environs de Paris, on peut recommander le Vésinet, la partie de Saint-Germain qui descend vers le Pecq, les hauteurs comprise entre Saint-Cloud, Versailles et Saint-Germain, des environs de Poissy jusqu'à l'Étang-la-Ville, de Nogent-sur-Marne, la forêt de Fontainebleau. On proscrira Versailles, Ville-d'Avray, les parties boisées de Maisons-Laffitte.

Beaucoup de tuberculeux supportent mal la

chaleur qui leur enlève l'appétit et les affaiblit. Ils trouveront une température plus fraîche en habitant au bord de l'Océan ou à la montagne.

Ceux qui ne craignent pas la mer choisiront une station tranquille, et non un de ces bains de mer à la mode où il est difficile de vivre en dehors des distractions funestes à la cure.

En France, les montagnes n'offrent que peu de refuges préparés pour le séjour des tuberculeux. On pourra profiter des ressources qu'offrent les stations thermales d'une certaine altitude : Saint-Gervais (600 m.), Brides (570), Allevard (465), Bussang (674), Royat (450), la Bourboule (846), le Mont-Dore (1 046). Dans les Pyrénées, nous avons Bagnères-de-Bigorre (550), Luchon (628), les Eaux-Bonnes (748), Cauterets (932). Les Alpes-Maritimes nous offrent, à quelques heures de Nice et de Cannes, Berthemont (850), Saint-Martin-Vésubie (900) et Thorenc véritable station d'altitude (1 250 mètres)[1].

La Suisse a le privilège de posséder les stations d'été les plus nombreuses et les mieux disposées pour le séjour des malades. Les tuberculeux y trouvent des promenades planes, des sun-boxes,

1. Les stations d'été des Alpes-Maritimes par les Drs Baury et A. Chuquet. *Journal des Praticiens*, 16 juillet 1898.

du lait de vaches non suspectes, parce qu'on les soumet à l'épreuve de la tuberculine. En dehors des sanatoriums et des stations d'altitude, nous envoyons nos malades sur les sommets qui bordent le lac de Genève, à Montfleuri, au-dessus de Territet, station agréable, au milieu d'ombrages magnifiques et jouissant d'une vue incomparable, à Glion, au Mont de Caux (1100 m.), aux Avants (1000 m.), station bien abritée du vent et offrant toutes les conditions de confort pour la cure. Dans la vallée du Rhône, le séjour à Bex et à Aigle est aussi recommandable. Château-d'Œx (944 m.) dans la vallée de la Sarine, est une station renommée pour son air pur et tranquille, de même que Champéry (1033 m.) dans le Val d'Illiez. Dans la Suisse de langue française, nous citerons encore Yverdon sur le lac de Neufchâtel, avec des eaux très efficaces pour les maladies des voies respiratoires, et Macolin (900 m.), au-dessus du lac de Bienne, au milieu de forêts de sapins.

Dans la Suisse allemande, nous avons : Ragatz (681 m.), où l'on s'arrête souvent en revenant de Davos, l'Uetliberg, près Zürich (860). Autour du lac de Lucerne, les stations sont nombreuses : Bürgenstock (870), Axenstein (750), Schöneck (760), avec un établissement hydrothérapique,

Seelisberg (801). Les tuberculeux pourront aussi faire un séjour à Interlaken (568), en évitant les grands hôtels où affluent les touristes, à Thoune (565), à Grindenwald (1057), surtout à Saint-Beatenberg (1148 m.) où l'on monte du lac de Thoune par un chemin de fer funiculaire et dont le climat, quoique un peu humide, a été généralement favorable à nos malades. Weissenburg (878) possède des eaux très efficaces pour la cure des maladies des voies respiratoires et la station est organisée à cet effet. Si l'on ne prend pas les eaux, on y bénéficiera des avantages d'un air loux et d'une température égale.

Quand les tuberculeux choisissent une résilence, il ne suffit pas que la localité soit agréable et abritée pour qu'ils puissent s'y établir. Il faut encore qu'ils soient sûrs d'y trouver des resources matérielles, intellectuelles et médicales : natérielles, sous forme de vivres de toute sorte, ans lesquelles la suralimentation devient imposible; intellectuelles, c'est-à-dire des livres, des ournaux et autres sujets de distractions; médiales, afin qu'il soit possible d'avoir à toute eure du jour et de la nuit un médecin et des emèdes pour parer aux complications qui pouraient survenir dans l'évolution de la maladie.

Une autre condition consiste dans la facilité des communications pour qu'on puisse arriver à la station et la quitter sans trop grande fatigue.

Les stations intermédiaires sont celles qu'on peut recommander aux tuberculeux pour le printemps et pour l'automne. Mais nous ne sommes pas partisan de cet exode incessant de certains malades qui passent leur vie à changer de climats et d'installations. Le genre de traitement que nous recommandons aux tuberculeux s'accommode mal de cette agitation. Deux déplacements dans l'année sont suffisants. Si l'on hiverne sur le littoral méditerranéen, on doit y rester jusqu'au milieu du mois de mai, et alors on peut gagner la station d'été, où l'on restera jusqu'au mois d'octobre.

Les tuberculeux peuvent trouver un séjour de printemps agréable à Grasse, où la température est très supportable jusqu'aux premiers jours de juin. Les lacs italiens sont très fréquentés à la même époque; on peut habiter avec profit Pallanza, Lugano et Locarno, puis, quand la chaleur augmente : Baveno, Stresa, Cadennabia et Bellagio. Les tuberculeux peuvent aller ensuite à Montreux et, sur le lac des Quatre-Cantons, à

Gersau. Aussi bien dans les stations suisses que dans les stations italiennes, les installations sont confortables et les malades sont assurés de trouver toutes les ressources qu'ils peuvent souhaiter.

Venise a été fortement préconisée par de Renzi. Le Dr E. Chrétien, qui l'a habitée récemment, la considère comme un « séjour agréable et favorable aux tuberculeux pendant les mois d'avril et mai. Il n'y a pas de poussière, pas de vent : l'air y cst doux, moyennement humide. On n'y entend pas de bruit, et le tuberculeux, même fébricitant, grâce aux gondoles, toutes très confortables et munies de coussins où l'on s'allonge, peut sans fatigue, avec un grand plaisir pour les yeux, faire une heure de promenade, le matin de dix à onze heures, et l'après-midi de trois et demie à quatre et demie. Mais il faut éviter les sorties du soir, les visites aux églises et aux musées, les promenades sur la place Saint-Marc et sous les arcades, à cause des courants d'air. »

Ces mêmes stations de printemps peuvent être recommandées comme stations d'automne.

CHAPITRE X

Les altitudes dans le traitement de la tuberculose.

Par altitude, il faut comprendre les stations de montagnes à partir de 1200 mètres. Elles ont été recommandées dans la cure de la phtisie depuis qu'on a constaté qu'elles procuraient une immunité *relative*. Des statistiques permettent en effet de dire que les ravages de cette maladie sont d'autant moins considérables que l'habitation se trouve dans des régions plus élevées. Jordanet, exerçant à Mexico [1], a établi dans un mémoire (1865) la rareté de la tuberculose en cette ville, dont cependant la population est de 185 000 âmes. On y compte 1 décès par phtisie sur 18, alors que la proportion est pour Londres de 1/8 et pour Paris de 1/5. Dans les localités très élevées des

1. Altitude : 2000 mètres.

États-Unis, des proportions semblables ont été constatées et sont relatées dans l'ouvrage connu e Jordanet. D'après La Harpe, en Suisse, sur 000 décès, 112 sont causés par la phtisie à une ltitude de 200 à 400 mètres; 105 de 400 à 900; 2 de 900 à 1200, 71 seulement au delà de 1200, a moyenne générale de la Suisse étant de 105. es religieux du mont Saint-Bernard ne succom- ent presque jamais à la phtisie. Le Dr Brügger, e Samaden (Engadine, 1742 mètres), a constaté ue la phtisie est rare chez ceux qui habitent pays et qu'elle guérit souvent chez les Enga- inois qui, atteints par la maladie, reviennent ans leur pays natal. Le Dr Spengler, de Davos, t connaître ce fait de l'immunité dans le pays ù il exerçait la médecine. Le Dr Unger, phti- que, résolut de s'y rendre et y amena un libraire e Bâle, Richter, aussi tuberculeux. Tous deux y guérirent. C'est de cette époque que date la rospérité toujours croissante de Davos et que on commença à vanter les bienfaits de l'altitude ans le traitement de la phtisie.

L'altitude a des éléments climatériques spé- aux qui doivent avoir une influence notable sur organisme humain. La pression barométrique est moins élevée. Si l'on considère comme

moyenne 0, 76 au niveau de la mer, on compt
une diminution d'environ 1 centimètre de l
colonne de mercure par 115 mètres. Elle es
de 0, 62 à Davos (1560 mètres) et de 0,60 à Saint
Moritz (1856 mètres). Par suite de cet abaissemen
de pression atmosphérique, la quantité d'oxygèn
contenue dans un litre d'air est moindre, mais le
rapports entre les divers éléments qui composen
cet air persistent.

La température diminue à mesure qu'on s'élève
On compte en moyenne 166 mètres pour une dif
férence de 1 degré. En été, l'altitude procure un
fraîcheur agréable; au contraire en hiver, pen
dant qu'une épaisse couche de neige couvre l
sol, le thermomètre reste plusieurs mois au-des
sous de zéro. A ce moment, l'air des altitude
atteint un degré de sécheresse étonnant et l'hy
gromètre ne marque souvent que 15 à 20 degrés
En été, l'humidité est souvent aussi considérabl
que dans la plaine : dans les jours les plus chauds
l'hygromètre descend rarement au-dessous d
30 degrés.

Quand la vapeur d'eau est à son minimum
l'atmosphère est d'une grande limpidité, la lumièr
et l'insolation prennent une intensité extrême
on peut être dans la neige sans éprouver d

sensation de refroidissement. Aussi voit-on les malades à Davos, Leysin, Arosa, en chapeau de paille et protégés par des ombrelles blanches en plein mois de janvier.

Le vent est rare en hiver à l'altitude; il est plus fréquent en été. Le vent du sud, ou fœhn, est particulièrement pénible en Suisse. Les brouillards apparaissent en automne et au printemps; dès que la neige existe sur le sol, ils ne se montrent plus.

A partir de 1000 mètres, l'air des altitudes devient très pur; il ne contient presque plus de germes, non seulement pathogènes, mais quelconques. Dans les grandes hauteurs, il est d'une pureté absolue qui équivaut à une stérilisation faite au laboratoire (Regnard).

Une des premières conséquences de l'habitation à l'altitude résulte de la diminution de l'oxygène dans l'air que nous inspirons. Si nous continuons à respirer comme dans la plaine, nous n'introduisions plus dans nos poumons la quantité d'oxygène nécessaire à l'hématose. Il faut que, par une respiration plus active, nous fassions circuler dans nos vésicules pulmonaires la quantité d'air suffisante pour que les échanges gazeux aient lieu d'une manière convenable. Si cette accommodation est imparfaite, on voit survenir les phénomènes qu'on a décrits sous le nom de *mal de montagne*. Aux altitudes que nous avons en vue (1200 à 1800 mètres), ils sont extrêmement rares.

L'acclimatement à l'altitude amène des perturbations physiologiques dans les phénomènes vitaux. Veraguth les a étudiés sur lui-même. Grâce à ses graphiques on voit que le nombre des respirations augmente considérablement et d'une façon constante, aussitôt que l'individu s'élève. Cette augmentation dure huit jours, puis petit à petit le chiffre revient à la normale. Le même résultat a été obtenu par Weber, Jaccoud, Marcet. L'amplitude des mouvements respiratoires augmente aussi. Veraguth respirait 2 lit. 7 à Zürich et 3 lit. 1/2 à Saint-Moritz dans les premiers jours, 3 litres après un certain temps de séjour.

Une suractivité semblable existe dans le système circulatoire. Les pulsations augmentent en nombre, mais sans que la tension artérielle s'élève d'une manière notable. Après quelques jours, le pouls reprend son allure ordinaire.

La circulation et la respiration retrouvent leur équilibre normal, parce que les globules rouges et l'hémoglobine ont considérablement augmenté dans le sang des individus qui vivent à l'altitude.

Cette augmentation se manifeste dès les premiers
noments de l'arrivée; il y a une véritable explosion numérique (Regnard) coïncidant avec l'appaition de nombreux microcytes. De 4 à 5 millions, e nombre des globules rouges passe à 6 et même millions par millimètre cube. Le maximum de 'augmentation a lieu après quatre à six mois. Dès le retour à la plaine, cette augmentation disparaît chez les individus sains, mais chez les ndividus primitivement anémiques, l'augmentaion persiste dans une certaine mesure, coïncidant vec une amélioration de l'état général.

Grawitz (*Société de méd. berlinoise*, 10 juillet 895) a contesté ces résultats et pense qu'il s'agit on d'une augmentation du nombre des hématies, nais d'une simple concentration du sang par uite d'une évaporation cutanée et pulmonaire lus active. C'est cette concentration du sang qui erait la cause de la stimulation de l'organisme l'altitude. L'augmentation de la quantité des rines dans les premiers jours de l'habitation à altitude est en faveur de l'hypothèse de Grawitz; lus tard la quantité tombe en dessous de la noriale. L'urée diminue d'abord, puis augmente endant quatre ou cinq jours; elle demeure nsuite au-dessous du taux moyen (Veraguth).

L'évaporation cutanée et pulmonaire est toujours considérablement augmentée (Regnard, Veraguth, Marcet). La température n'est pas influencée.

La stimulation de l'organisme se produit chez les tuberculeux. Elle se traduit d'abord par une facilité plus grande à respirer : l'inspiration et l'expiration sont plus profondes et plus complètes. Il en résulte une ventilation plus active du poumon qui a pour effet de modifier en peu de jours les phénomènes d'auscultation pulmonaire. Tous les points du poumon dont la respiration est insuffisante reprennent leur fonctionnement normal (Lauth). Inconsciemment le tuberculeux accomplit une gymnastique pulmonaire très efficace qui fortifie les muscles du thorax et augmente la capacité pulmonaire.

Par suite de l'introduction d'un air plus sec et plus aseptique dans le poumon, l'expectoration diminue. Un détail le prouve avec évidence. Si l'on visite le sanatorium de Falkenstein, on est frappé et même presque choqué par le nombre des crachoirs; à Leysin, au contraire, il faut les chercher. L'auscultation permet de contrôler ce résultat : rapidement les râles humides se transforment en râles secs.

La circulation plus active à l'altitude amène
ne décongestion des organes, en particulier des
rganes thoraciques. L'appétit augmente et per-
et une suralimentation impossible à la plaine.
n constate des augmentations de poids considé-
bles qui ne sont pas dues seulement à une sur
harge adipeuse, mais à un développement con-
omitant du tissu musculaire. Les téguments
eviennent plus colorés et les malades reprennent
apparence de la santé. Ils se sentent plus forts,
prouvent le besoin de marcher, de faire de
exercice, besoin contre lequel il faut réagir,
urtout dans les premiers moments de l'acclima-
ment, sous peine de voir survenir des palpita-
ons et de l'élévation de température. La cure
u repos est, surtout à l'altitude, toujours préfé-
able, à l'exercice qui doit être dosé, pour ainsi
re, mathématiquement.

A quelle catégorie de tuberculeux faut-il con-
eiller l'altitude? C'est une question que nous
vons posée souvent aux médecins de ces stations,
leur réponse est loin d'être nette. On ne peut
en préjuger : les malades réagissent avec un
aractère tellement individuel qu'il est impossible
e faire des catégories. On peut dire que d'une
manière générale l'altitude doit être conseillée

aux sujets jeunes et aux malades non fébriles Elle conviendra surtout aux tuberculeux au début de la maladie; elle aura son maximum d'action chez les prédisposés. Nous pourrion en dire autant de tous les bons climats maritimes.

On a cru longtemps que l'hémoptysie était un contre-indication. L'observation a démontré l contraire, et les médecins qui ont exercé dans le altitudes, Jourdanet, Turban, Lauth, Spengler Egger, sont unanimes sur ce point. Les hémoptysies sont moins fréquentes à l'altitude que dan la plaine.

La tuberculose laryngée n'est pas non plus un contre-indication. Si la sécheresse de l'air es irritante pour le larynx, sa pureté agit favorablement sur les lésions, qui sont rapidement modifiées et souvent radicalement guéries.

Une complication cardiaque et même un tachycardie prononcée doivent prohiber la cure l'altitude. On s'exposerait à voir survenir dès l début de la cure, chez des tuberculeux présentan ces complications, des phénomènes asystolique et de la congestion pulmonaire. Il faut cependan se garder d'être trop timoré. Si les troubles morbides n'offrent pas un caractère franchemen ıquiétant, on aurait tort de ne pas faire bénéficier :s malades d'un moyen souvent héroïque. Au eu de les faire passer directement de la plaine à altitude, on peut les acclimater dans une station ıtermédiaire.

Les véritables contre-indications de l'altitude ésultent de l'épuisement de l'organisme. C'est ien plutôt l'état général qu'il faut consulter que s lésions locales. Il y a des malades porteurs de ıvernes dont la vitalité s'accommode de l'altiıde, tandis que d'autres tuberculeux, moins rofondément atteints dans leurs poumons, sont éjà tellement ruinés par l'infection qu'ils ne peuent plus fournir la somme de réaction demandée ır l'acclimatement aux hauteurs. Quant aux alades atteints de tuberculose aiguë ou subaiıë, il faut les détourner de l'altitude, qui ne ourrait que précipiter le dénouement.

D'autres contre-indications sont encore fournies r l'existence d'un emphysème prononcé, par thérome des artères, une sénilité avancée, les aladies des reins.

Il faut distinguer la cure d'hiver et la cure été. La cure d'hiver est certainement la plus ficace, car c'est alors que l'altitude présente son aximum d'effet. Quand la neige recouvre le sol de son froid manteau, l'air est particulièremen pur et sec, la chaleur solaire et la lumière on leur plus grande intensité et les heures d'insola tion sont nombreuses parce que le ciel est géné ralement pur. Mais le froid est vif, et certaine catégories de malades, les neurasthéniques, le arthritiques surtout, ne cessent d'en ressenti l'impression pénible. Après un essai plus o moins prolongé, ils quittent l'altitude pour de contrées plus tempérées. A ceux-là, (la cure d'ét doit être conseillée), et ils la supporteront à la co dition de ne gagner l'altitude qu'à partir d 15 juillet. C'est seulement à cette époque qu'o peut compter sur une température agréable dan la haute montagne. Il est prudent de regagner plaine avant le 15 septembre, époque où la neig fait son apparition.

Quelques tuberculeux s'accommodent d'u séjour constant à l'altitude, mais la plupart n font que des séjours intermittents. Il semble, d Lauth, qu'après quelques mois les tuberculeu ont retiré de l'altitude tout le bénéfice qu'el pouvait leur donner. Ils la quittent pour d'autr séjours temporaires et l'amélioration recommenc quand ils y reviennent.

Pour la cure d'hiver, on arrivera à la statio

au commencement du mois d'octobre et on en partira à la fin de mars. En avril, le dégel commence, le temps est variable et il règne une humidité parfois désagréable.

Les stations d'altitude peuvent être divisées en stations d'hiver et stations d'été.

Les stations d'hiver les mieux aménagées pour la cure de la tuberculose sont : Andermatt, 1444 mètres; Leysin, 1450 mètres; Wiesen, 1454 mètres; Montana, 1550 mètres; Davos, 1558 mètres; Saint-Moritz, 1856 mètres; Arosa, 1892 mètres.

Les stations d'été sont plus nombreuses et on n'a que l'embarras du choix... en Suisse, car en France elles manquent presque totalement. Nous croyons pouvoir cependant recommander Thorenc, à l'altitude de 1250 mètres, dans l'arrondissement de Grasse, où l'on vient de construire un hôtel avec vérandas. Les tuberculeux pourront, à une faible distance des stations méditerranéennes, y trouver un abri contre les chaleurs de l'été et tout le confort qu'ils peuvent désirer. Le climat de Thorenc a été bien étudié par M. Esmonet et présente des avantages sérieux pour la cure à l'air : faibles différences entre la température du jour et de la nuit, absence de perturbations atmosphériques et moyenne considérable de beaux jours.

En Suisse, nous pouvons d'abord recommander les sanatoriums qui sont surtout fréquentés en hiver et peuvent aussi être habités l'été par les tuberculeux. En outre, à des altitudes diverses nous signalerons : Rigi Kaltbad, 1441 mètres ; Hospenthal, 1484 mètres, près d'Andermatt ; Louèche, 1415 mètres ; Mürren, 1630 mètres ; Sils Maria, Silvaplana, Pontresina, 1750 à 1800 mètres, dans la Haute-Engadine.

Nous avions espéré que Zermatt, à 1620 mètres, pourrait être un bon séjour pour les tuberculeux l'été, mais nous avons constaté que les routes y étaient mal entretenues et pleines de poussière et que, d'un autre côté, les hôtels ne présentaient par les conditions de calme réclamées pour la cure.

CHAPITRE XI

Cure marine de la tuberculose.

« Je suis convaincu que, dans l'état actuel de science, nous n'avons pas encore de meilleurs ɔyens à opposer à la phtisic que la navigation l'habitation aux bords de la mer dans un climat ux et je les conseille toutes les fois qu'ils sont ssibles. » C'est ainsi que Laënnec définissait la re marine de tuberculose.

Le voyage en mer paraît au premier abord la ɛilleure façon de recueillir tous les avantages e peut donner le séjour dans l'air marin. Arétée nseillait déjà la navigation et Celse indique mme un moyen convenable et commode les yages d'Italie et d'Égypte. A l'époque actuelle, sont surtout les Anglais qui préconisent ce nre de cure de la tuberculose. « Un voyage sur ɛr, surtout s'il s'agit d'un jeune homme, peut amener dans sa santé des modifications qu'o attendrait en vain d'un autre moyen ou d'un série de moyens; non seulement j'ai vu, sous so influence, les lésions pulmonaires s'arrêter e atteindre à la plus grande somme possible d réparation, mais la constitution avait été si com plètement refaite qu'un retour de la maladie étai devenu extrêmement improbable » (Walshe) Une statistique récente du Dr Williams indiqu une amélioration de l'état général, par ces voyage en mer, dans 77 cas pour 100, de l'état local dan 53,3 pour 100. Les meilleurs résultats, au dir d'Arthur Ransome, ont suivi les longs voyage en Nouvelle-Zélande et en Australie. Ils doiven s'effectuer aller et retour par le cap de Bonne Espérance et non par le cap Horn. De bon résultats sont obtenus aussi par des voyage moins longs au Cap et à Natal. Les malade doivent avoir soin de ne pas rester au port d'ar rivée : ils prendront comme résidence quelqu point élevé du lieu de débarquement où ils pou ront avoir des soins médicaux. On peut recom mander les stations de Gypsland, dans le gou vernement de Victoria, celle de Hobart Town e Tasmanie, celles d'Auckland et de Napier e Nouvelle-Zélande. Au Cap, où les navires rel chent en allant en Nouvelle-Zélande, on trouve des stations à des altitudes différentes, depuis Cap-Town jusqu'à Blœmfontein.

Les malades peuvent partir au commencement d'octobre, au moment où la chaleur quitte nos climats, demeurer dans l'autre hémisphère durant l'été de ces régions et revenir en Europe en mai ou juin. Il est toujours préférable de choisir un voilier pour ces voyages, à cause de la plus grande pureté de l'air à bord, mais ce n'est pas une condition indispensable.

Ces voyages en Océanie et vers la partie méridionale de l'Afrique sont à près les seuls qu'on puisse conseiller aux tuberculeux. Les voyages en Chine, au Japon, aux Indes font traverser aux malades la mer Rouge, où la température est toujours pénible à supporter, et les conduisent en des régions chaudes, lourdes et affaiblissantes. On peut en dire autant des voyages aux Antilles, au Brésil et dans la République Argentine.

Assurément les meilleures conditions pour faire avec profit un séjour en mer sur un navire seront réalisées par ceux à qui leur fortune permet la vie à bord d'un yacht. Dans ces grandes traversées d'Angleterre en Australie, on est soumis à des températures très variables. Grelottant en quittant les bords de la Manche, les malades se réchauffent à partir de Madère; ils ont chaud au niveau des tropiques, plus chaud encore sous l'équateur et ils repassent par les mêmes sensations jusqu'à ce qu'ils atteignent une zone relativement fraîche entre le 40e et le 50e degré de latitude sud, où le bateau se maintient pendant des semaines jusqu'en vue de l'Australie. Avec un yacht, on ne navigue que dans des régions à température agréable, l'hiver dans cette merveilleuse Méditerranée dont les côtes offrent à chaque instant un intérêt pittoresque et historique. Si le temps est mauvais, il est facile de chercher un refuge dans un port voisin, pour continuer la croisière en des jours plus propices.

En dehors du navire, le séjour dans les îles réalise le mieux le maximum d'utilisation de l'air marin. Que l'on choisisse celles de l'Océan, Madère, les Canaries ou plus près de nous les îles de Wight, Jersey, Noirmoutier, ou encore la Corse, la Sicile, Corfou, Malte, les conditions se ressemblent. L'air est à son maximum de densité. Le thermomètre a de faibles variations, de même que l'hygromètre, qui se maintient à un certain degré d'humidité relative. On vit dans une atmosphère chargée d'effluves marines, résultat du poudroiement des eaux salées et de leur évaporation. L'air est perpétuellement agité et renouvelé, d'une grande pureté, exempt de poussière atmosphériques et de germes pathogènes. Ce sont les caractères du climat marin qu'on retrouve dans la Méditerranée comme dans l'Océan.

Plus on a de contacts avec la mer, plus on jouit de cet air marin. Les presqu'îles, les caps, ont presque des climats insulaires. Quand on veut, à la Riviera, donner aux malades le maximum d'influence marine, on les dirige : à Menton, vers le cap Martin; à Cannes, vers la Croisette ou le cap d'Antibes; à Hyères vers la presqu'île de Giens.

Le climat marin convient surtout aux jeunes uberculeux, à ceux qu'une tuberculose locale, utanée, articulaire ou ganglionnaire faisait renrer autrefois dans la catégorie des scrofuleux. Depuis longtemps on a constaté les merveilleux ésultats de la cure marine sur ces jeunes orgaismes, dont la vitalité anéantit les germes de la uberculose naissante et leur permet de devenir, après des cures successives, des adultes vigoureux et sains.

Le premier hôpital marin a été fondé en Angleerre en 1796 : c'est l'infirmerie de Margate.

L'Italie, en 1841, a construit l'hôpital de Viareggio. En 1847 Mme Armengaud fut la créatrice du premier hôpital marin en France, à Cette : il possédait 24 lits. L'Italie tient la première place pour le nombre de ces créations hospitalières, mais les mêmes établissements se sont aussi multipliés en France. En 1861, à Berck-sur-Mer, l'administration de l'Assistance publique bâtit un hôpital de 100 lits. En 1872, sur cette même plage, fut fondé l'hôpital Rothschild. En 1882, Jean Dollfus a créé à Cannes l'asile qui porte son nom. A l'heure actuelle, les divers hôpitaux de Berck peuvent recevoir plus de 1000 enfants et d'autres hôpitaux ont été successivement établis à Pen-Bron, Arcachon, Banyuls-sur-Mer, Cap-Breton, Hyères-Giens, Saint-Pol-sur-Mer, Ver-sur-Mer.

Le D^r Ch. Leroux groupe ainsi dans son livre traitant des *Hôpitaux marins* les indications et contre-indications de la cure marine. On doit envoyer dans ces hôpitaux :

1° En première ligne tous les *candidats à la tuberculose*, tous les dégénérés et les héréditaires, tous les enfants tarés par la souche, atteints d'anémie, de lymphatisme, de scrofule superficielle, de rachitisme léger.

2° Les enfants atteints de *tuberculoses chi-*

urgicales, coxalgies, maux de Pott, tumeurs blanches, adénites, abcès froids, scrofulides cutanées, gommes, synovites tuberculeuses.

Le séjour dans ces hôpitaux sera contre-indiqué dans les tuberculoses locales douloureuses, ou accompagnées d'inflammations, de suppurations aiguës, dans les maux de Pott compliqués de paralysies, dans les affections oculaires graves, l'eczéma aigu ou suintant, le lupus, les diverses tuberculoses du pharynx.

La tuberculose pulmonaire est une contre-indication formelle au séjour dans les hôpitaux marins, car il ne faut pas contagionner des enfants déjà prédisposés; elle est du ressort des sanatoriums de phtisiques.

Le Dr Dieterlen, médecin de l'Asile Dollfus à Cannes, a bien voulu nous remettre la note suivante, qui édifiera sur le mode de traitement suivi dans les hôpitaux maritimes et les résultats obtenus.

« L'asile maritime, fondé à Cannes par Jean Dollfus, reçoit chaque saison 40 enfants en moyenne. Sa clientèle se recrute en Suisse, en Alsace et à Paris et se compose d'enfants des deux sexes, de quatre à quinze ans, atteints de toutes les formes de la scrofulose ou de la tuberculose externe ou chirurgicale : anémie lymphatique, scrofule de la peau, des yeux, du nez, de la gorge, des oreilles, caries, tumeurs blanches, suppurées ou non. Les rachitiques y sont admis, mais on refuse les tuberculeux pulmonaires, qui ne seraient pas justiciables du traitement auquel sont soumis les autres malades. En effet, c'est la cure par les bains de mer qui en constitue la base et qu'on y poursuit rigoureusement toute la saison. Du 1er octobre au 30 juin, soit pendant neuf mois, quelque temps qu'il fasse, hormis les jours de tempête, les petits malades vont à la mer, prennent un bain très court, simple opération d'hydrothérapie d'une minute à peine pendant les mois d'hiver, plus prolongé au printemps.

« Les malades en gouttière de Bonnet (mal de Pott, coxalgie), sont étendus dans des cadres en bois on en treillis et portés à la mer. Après le bain, les pansements, toujours très simplifiés, sont refaits et restent en place généralement jusqu'au bain du lendemain. Il est remarquable de constater combien ces bains sont bien supportés, même et surtout pendant les mois d'hiver. On plonge dans la mer, en janvier, de petits malades cachectisés par des suppurations anciennes, ayant de la fièvre hectique, de la diarrhée et parfois ıême de l'albuminurie. Moyennant quelques pré-autions (frictions, boissons chaudes stimu-ıntes), la réaction s'établit ensuite franchement. ,es accidents par refroidissement sont inconnus. ans l'espace de dix ans pendant lesquels nous vons suivi et surveillé ces cures, nous n'avons ımais observé aucun accident sérieux imputable ux bains. On arrive au contraire très rapide-ıent à endurcir les malades et à les rendre indif-érents à toutes les causes de refroidissement. De it, leur vie se passe au grand air : le plus sou-ent, ils prennent leurs repas ou leurs leçons sous n hangar dans la cour, les plus malades dans urs fauteuils et lits roulants. Dans la maison, mais un feu allumé, partout fenêtres ouvertes courants d'air. Comme régime, de l'huile de ie de morue à haute dose et une alimentation rte et abondante. Quant aux traitements chirur-caux, ils sont réduits au strict nécessaire : ıverture ou ponction d'abcès, drainage, etc. Le assage, la gymnastique et l'électrisation y vien-ınt en aide à l'occasion. Du reste, nos malades ıt souvent subi ailleurs des opérations dont le sultat n'a pas été favorable ou définitif; d'au-es nous sont envoyés en vue d'obtenir un relè-ment de l'état général rendant ultérieurement possible une intervention, mais le plus souvent, les uns et les autres, après neuf mois de bains, s'en retournent guéris. Il n'est pas rare, en effet, d'observer d'anciennes coxalgies, drainées, curettées, réséquées ailleurs sans résultat définitif et qui guérissent radicalement après une ou deux cures. Mais dans les cas les moins favorables, on obtient toujours une transformation radicale de l'état général : augmentation de poids, retour de l'appétit, des digestions, un teint vif, animé, des chairs fermes, remplaçant le teint blafard de l'anémie lymphatique.

« D'ailleurs la cure maritime de la scrofulose a fait ses preuves partout. Les résultats obtenus à Berck, à Giens près d'Hyères et dans les divers établissements de l'*Œuvre des hôpitaux marin* sont connus de tous. Mais dans tous ces hôpitau on est obligé de suspendre les bains froids pendant les mois d'hiver, même à Hyères, ou d'installer à grands frais des piscines d'eau de me chauffée. Cannes, mieux protégée des vents du nord et d'ouest, est sous ce rapport, et san parler de sa magnifique plage de fin sable granitique, dans une situation privilégiée, puisqu'en toute saison les bains peuvent être pris à l lame. C'est même à notre avis au cœur de l'hive que les bains sont le plus actifs et le plus salutaires. L'énergie de la réaction amène dans ces constitutions délabrées une stimulation, un coup de vitalité qui rapidement transforme la nutrition. Aussi, parmi toutes les indications de notre région dans les affections chroniques les plus diverses, pouvons-nous à juste titre réserver une des premières places à la scrofulose et à la tuberculose externe. Sous l'influence doublement bienfaisante de notre climat si tempéré, presque toujours sec et ensoleillé et des bains de mer pris pendant tout l'hiver, on verra le plus souvent ces affections guérir, ou tout au moins s'améliorer grandement. »

Les statistiques accusent des résultats merveilleux : à Berck, les guérisons donnent une proportion de 70,7 p. 100; à Banyuls-sur-Mer, on obtient 81 p. 100 de guérisons; 8 p. 100 d'améliorations; à Cannes, 74,4 p. 100 de guérisons, 9,5 p. 100 d'améliorations; dans une autre statistique, 64,5 p. 100 de guérisons et 31,2 p. 100 d'améliorations considérables (Ch. Leroux).

Quand il s'agit de manifestations tuberculeuses pulmonaires, le climat marin ne convient pas à tous les malades, mais comme pour l'altitude, il est bien difficile de juger *a priori* et parfois ce sont les sujets paraissant devoir le moins s'accommoder du voisinage de la mer qui en retirent les plus grands bénéfices. Il y a bien moins de phtisiques réfractaires à la cure marine qu'on ne le croit. Si l'on sait imposer le repos aux malades durant les premiers jours, leur interdire l'exposition au soleil et une nourriture trop substantielle, on est étonné de voir que l'acclimatement se fait et que la cure donne les meilleurs résultats.

On peut cependant dire que les tempéraments lymphatiques, ayant peu de tendance aux poussées fébriles, se trouvent mieux du séjour au bord de la mer que les tempéraments sanguins et nerveux et les arthritiques.

CHAPITRE XII

Iygiène de quelques symptômes et accidents.

Toux. — La toux des tuberculeux a pour but 'expulser les crachats, ou bien elle résulte d'un hatouillement désagréable que l'on veut faire esser : c'est ce qu'on appelle vulgairement la *oux sèche*. Les malades doivent s'efforcer de supprimer cette dernière. C'est un des premiers résulats qu'on obtient dans les sanatoriums. « Je me appellerai toujours que, lorsque je déjeunai pour a première fois dans l'établissement de Falkenein, je dis à la fin du repas à Detweiler : « Mais il n'est pas possible que vos 150 pensionnaires soient des phtisiques, je n'ai pas entendu tousser dix fois en trois quarts d'heure. — Détrompez-vous, me répondit-il, j'apprends à mes malades à ne pas tousser en leur disant cette simple phrase : quand vous avez une démangeaison en

« public, vous ne vous grattez pas. Eh bien! la « toux sans crachats, c'est le grattage de la gorge « qui démange. Ne vous grattez pas la gorge en « public. » J'ai d'abord cru que Detweiler exagérait. Je priai cependant mes malades de faire des essais, et ils furent aussi étonnés que moi de voir que l'on peut le plus souvent éviter la toux sèche si l'on veut bien mettre en œuvre toute sa volonté. On apprend à ne donner ce coup de toux que lorsque le crachat est prêt à être expulsé. » (Daremberg.)

Certaines toux surviennent après le repas, par suite d'un réflexe stomachal. Pour les éviter le mieux est de s'étendre, le repas fini, sur la chaise longue et de garder le silence. Dans les sanatoriums, ce repos est de rigueur, et l'un des principaux avantages de cette pratique est de supprimer non seulement la toux, mais aussi le vomissement qui en est la conséquence.

Expectoration. — Savoir cracher est d'une grande importance pour le tuberculeux. Nous avons connu plusieurs malades, surtout des jeunes filles, qui, soit par inhabileté, soit par excès de réserve, étaient arrivées au dernier degré de la phtisie sans cracher. Il faut que les tuberculeux soient bien convaincus qu'il y a un dange pour eux à avaler leurs crachats et qu'ils doivent les expulser dès qu'ils se présentent. S'ils ne doivent pas tousser inutilement, il faut aussi qu'ils sachent, au moment où ils sentent que le crachat est mobilisé, faire un effort utile d'expiration qui amène le liquide, d'abord dans la cavité buccale, puis dans le crachoir *qui doit être l'indispensable compagnon de tout malade soucieux de l'hygiène.*

Les tuberculeux devront se laver souvent la cavité buccale, durant la journée, avec un liquide antiseptique, mais ils devront éviter de se servir d'une brosse à dents dure qui pourrait déterminer des érosions des gencives. C'est ainsi que se font souvent des inoculations et que naissent les gingivites tuberculeuses. La barbe et les moustaches devront être fréquemment savonnées chez l'homme, mais cette précaution est insuffisante et le sacrifice de ces ornements du visage sera d'une bonne hygiène. Malgré tout, les parents tuberculeux devront encore s'abstenir d'embrasser leurs enfants, car cette marque d'affection peut leur communiquer le germe tuberculeux.

Hémoptysie. — C'est un accident fréquent de la phtisie pulmonaire, et le malade doit y être préparé, afin que, le cas échéant, il n'en ressente pas une trop vive émotion. Il doit savoir que le crachement de sang n'entrave pas sa guérison, qu'il résulte souvent d'une lésion de minime importance. Dès l'apparition du sang dans les crachats, le tuberculeux devra se coucher et garder le repos et le silence le plus absolus. Même à voix basse, il ne devra pas parler et il écrira ce qu'il désire. La chambre où il repose doit être fraîche, sans courants d'air. Une des premières indications consiste à calmer la toux au moyen d'opium, de morphine, de bromoforme.

L'alimentation consistera en lait et bouillon froid pris toutes les heures par tasses à thé de manière à ne pas distendre l'estomac. Comme boisson on peut recommander la limonade au citron, qu'on prendra par petites quantités à la fois, mais nous proscrivons la glace par la voie buccale. Les boissons trop froides, en irritant les branches terminales du pneumo-gastrique et en contractant les vaisseaux de l'estomac, augmentent l'afflux du sang vers le poumon. Daremberg recommande l'application de la glace sur les parties génitales externes, testicules chez l'homme, grandes lèvres chez la femme. La glace est ainsi employée deux fois par jour et on la maintient au contact de la peau pendant cinq minutes. On ressent à la suite de cette pratique une oppression subite très pénible, mais très fugitive et le sang s'arrête. Si ces moyens ne suffisent pas, on aura recours à l'ergotine.

Fièvre. — Déjà nous avons insisté sur le repos qu'il faut savoir garder en cas de fièvre. Ce repos doit être physique et intellectuel. Nous avons vu des tuberculeux, couchés sur leur chaise longue, écrire de longues lettres à leurs amis, faire des lectures excitantes ou se livrer à des conversations animées et se plaindre de garder leur fièvre. Il faut, pour que le repos devienne anti-fébrile, qu'il soit absolu.

L'alimentation doit aussi être réglementée. Le régime lacté donne les meilleurs résultats, mais les malades y sont parfois réfractaires. Nous conseillons alors les œufs, la viande crue, les purées de légumes secs, la poudre de viande, tous aliments qui ne demandent pas à l'estomac un grand travail de chymification. Si la fièvre est continue, les repas sont réduits au minimum; si la fièvre est rémittente, on profite de l'apyrexie pour donner une alimentation plus substantielle. Il y aura toujours avantage, dans ces cas, à administrer une dose quotidienne de cognac qui ne dépassera pas 30 grammes. Les antipyrétiques et les lotions froides rendront de bons services. Mais le meilleur moyen de faire cesser la fièvre des tuberculeux, et nous n'hésitons pas à les répéter, c'est de continuer la cure méthodique à l'air et au repos, de la continuer sans découragement. Ce n'est parfois qu'après plusieurs mois de ce traitement qu'elle disparaît.

Anorexie. — Le défaut d'appétit est commun dans la tuberculose. La suralimentation devient alors impossible et l'alimentation elle-même demeure insuffisante. La vie en plein air en est le remède le plus certain, surtout si on peut bénéficier en même temps de l'altitude ou du voisinage de l'air marin. Il faut recommander aux malades anorexiques les soins de la bouche et en particulier le lavage plusieurs fois par jour au moyen d'une brosse douce et d'un savon de bonne qualité, non seulement des dents, mais de la langue et de toute la cavité buccale. Comme *apéritifs* nous donnons souvent quelques minutes avant le repas, un verre à bordeaux d'eau de Vichy aromatisée avec quelques gouttes de teinture de badiane, de l'extrait de malt pur ou additionné de quatre gouttes de teinture de noix vomique, ou une tasse de bouillon froid, qui agit comme peptogène. La viande crue prise avant les repas, loin de diminuer l'appétit, l'excite souvent, et on peut la faire prendre en même temps que le bouillon.

Un exercice modéré, en l'absence de fièvre, peut aussi combattre l'inappétence, mais quand l'alimentation est insuffisante, il faut être très réservé sur ce point, car, selon l'expression de Bennet, « pour dépenser, il faut avoir »; or le tuberculeux qui mange insuffisamment prend dans ses tissus, et non dans ses aliments, l'azote et le carbone qu'il transforme en mouvement.

Accidents du décubitus. — Dans la cure au repos, surtout quand le malade est arrivé à un amaigrissement considérable, les tissus, manquant de vitalité s'enflamment au niveau de points sur lesquels se font les pressions résultant du poids du corps. La région du sacrum en particulier souffre et peut s'ulcérer. Le médecin doit prévoir cette complication, car pour les malades c'est un tourment de chaque instant. Il faut veiller à ce que le matelas de la chaise longue soit suffisamment élastique et qu'il n'y ait aucun pli dans les vêtements. Deux fois par jour la peau sera lavée au moyen de vin aromatique, ou d'une décoction d'écorce de chêne, de manière à lui donner plus de résistance. On s'ingéniera à isoler les points suspects au moyen de coussins de caoutchouc ou de balle d'avoine. Quand le malade garde le lit, un des meilleurs moyens consiste à mettre sous le siège une couche épaisse de poudre d'amidon, ou une poudre inerte et antiseptique (talc et salicylate de bismuth).

CHAPITRE XIII

Hygiène du tuberculeux guéri. Mariage.

La guérison de la tuberculose peut être réelle t complète. Il en est souvent ainsi pour les jeunes ujets atteints de ces tuberculoses atténuées que on désignait autrefois sous le nom de lésions crofuleuses. Celles-ci étant externes et visibles : uberculose des muqueuses, de la peau (lupus), es os, des articulations, des ganglions lympha-iques, leur guérison ne peut être contestée. On eut en dire autant de la pleurésie aiguë *a fri-ore* que Landouzy range parmi les tuberculoses ocales.

La tuberculose pulmonaire peut guérir elle-nême complétement chez les sujets qui ont été raités au début de la maladie, alors qu'il n'exis-ait que des lésions commençantes et n'ayant pas occasionné de dégâts considérables dans l parenchyme pulmonaire. En même temps que le signes extérieurs d'une santé parfaite, on constat chez eux l'intégrité absolue des organes autrefoi atteints et l'auscultation révèle un rythme respi ratoire si parfait qu'on se refuse à croire que l maladie a existé. Nous avons tous constaté de faits de ce genre. Ces tuberculeux guéris n'e restent pas moins des prédisposés et l'organism qui a si bien résisté à une première infectio n'est nullement en état d'immunité. Ils devron donc continuer à mener une vie en rapport ave les principes d'une bonne hygiène, et chercher se mettre dans les meilleures conditions sociale pour échapper à une nouvelle atteinte du mal.

La plupart du temps les résultats ne sont pa aussi heureux. Après avoir suivi pendant un temps plus ou moins long une cure méthodique le tuberculeux voit s'améliorer toutes ses fonctions. Il a augmenté de plusieurs kilogrammes La toux a diminué puis cessé tout à fait; il ne crache plus. Il n'a plus de fièvre et ses forces sont revenues. Est-il guéri?

Ce sont là en effet des signes de guérison, mais d'une importance relative et nous devons les examiner séparément.

L'embonpoint a peu de valeur. Nous voyons tous les jours des tuberculeux gras qui présentent des signes non douteux d'une tuberculose active; nous voyons même des tuberculeux gras malgré des infiltrations étendues, malgré des cavernes, même anciennes.

L'absence de toux et d'expectoration est un meilleur indice. Cependant nous avons vu et nous voyons tous les jours des tuberculeux et surtout des tuberculeuses qui ne toussent pas et n'ont jamais craché.

L'absence de bacilles de Koch n'a quelque signification que si ces bacilles ont existé auparavant dans les crachats. Nous connaissons des tuberculeux avérés dont les crachats souvent examinés ne contenaient jamais de bacilles.

L'absence de fièvre est un signe plus important. Quand un tuberculeux retrouve son équilibre de température. Quand ayant 36°,5 à 36°,7 le matin, il ne dépasse pas le soir 37° à 37°,2; quand après une marche, une fatigue quelconque, sa température ne monte plus, on peut en conclure que sa tuberculose a cessé d'être active.

Le retour des forces est en rapport avec l'absence de fièvre. Le tuberculeux que la fièvre a quitté, qui ne fabrique plus de toxines, n'a plus ces crises de dépression qui suivaient l'accès.

Avec un état général et fonctionnel aussi parfait, on pourrait croire à une guérison complète, mais l'examen du poumon n'est pas aussi satisfaisant : la guérison n'est qu'*apparente*.

Dans les cas les plus heureux, l'auscultation révèle seulement une diminution du murmure respiratoire dans une partie plus ou moins étendue de l'un des poumons. Souvent on perçoit, soit aux bases, soit aux sommets, des frottements pleuraux, des craquements secs, qui peuvent persister pendant des années sans changer de timbre ; ou bien il existe de la respiration saccadée, de la rudesse respiratoire. La percussion fait constater de la diminution de la sonorité et l'examen du thorax révèle des dépressions au niveau du creux sous-claviculaire ou dans les espaces intercostaux. Ces différents signes indiquent l'existence d'épaississements ou d'adhérences de la plèvre, de scléroses ou de cicatrices pulmonaires. Au lieu de submatité, on peut percevoir une augmentation de la sonorité, du tympanisme, avec inspiration humée à l'auscultation et de l'expiration prolongée. Chez les vieux tuberculeux guéris, c'est un état assez commun qui correspond au développement l'un emphysème plus ou moins étendu. Le thorax, u lieu d'être déprimé, a des voussures caractéistiques.

Dans tous les cas, le spiromètre révèle une liminution de la capacité thoracique qui n'est lus que de 2 lit. 1/2, 2 litres et même moins. Cet instrument nous a toujours rendu les plus rands services dans l'appréciation de la valeur onctionnelle des poumons d'un tuberculeux uéri.

Ainsi donc avec cette apparence de bonne santé ue nous avons signalée, on constate l'existence le lésions pulmonaires durables. La tuberculose st éteinte dans ses manifestations, mais elle ersiste à l'état latent. Il y a chez ces tubercueux guéris plus qu'une prédisposition, ils conserent inclus dans leurs tissus des bacilles dont activité, sous des influences déprimantes, pourra e réveiller et amener des rechutes qui seront ouvent plus graves que la première atteinte.

Aussi l'hygiène de ces tuberculeux, qu'on peut ire *cicatrisés* plus qu'on ne pourrait les certifier uéris (Landouzy), doit être très sévère. Vous les ntendrez souvent vous dire : « Mais enfin, doceur, quand pourrai-je reprendre ma vie d'autreois? Puisque vous me dites que je suis guéri, je puis donc vivre comme tout le monde. » L'u voudra se livrer dans une ville à des occupation qui le tiennent durant plusieurs heures dans de salles mal ventilées; l'autre voudra chasser tou les jours, aller au théâtre, dans des soirées. I faut que le médecin ait le courage de dire à ce impatients qu'ils sont guéris, mais que leur gué rison dépend de leur mode d'existence. S'ils veu lent vivre comme tout le monde, ils sont à pe près sûrs d'une rechute, tandis que s'ils conti nuent à suivre les règles d'une saine hygiène, i y a tout lieu de croire que leur tuberculose n se réveillera plus et qu'ils mourront par un autre cause.

« Les phtisiques guéris, qui retournent à la vi active, a dit Bennet, peuvent être comparés au vieillards présentant des traces de phtisie dan les poumons, tout en mourant d'une autre maladie Plus une personne est jeune, plus est complet l retour à la santé, plus est grand l'espoir qu'ell peut avoir d'échapper à la diathèse qui domine l phtisie. Toutefois, sans aucun doute, il est infini ment plus prudent, plus raisonnable, pour ceux qu ont le bonheur d'échapper à la phtisie, de ne pa rentrer dans la vie commune, à moins d'y êtr absolument obligés par des motifs sociaux e moraux inexorables. Quand c'est possible, il est infiniment plus rationnel d'accepter l'avertissement, comme je l'ai fait moi-même, d'abandonner les carrières actives, ambitieuses, et de se contenter d'une sphère d'activité plus humble, mais en même temps plus saine et plus hygiénique. Ce conseil s'adresse surtout aux jeunes gens, pour lesquels d'ailleurs le danger immédiat est plus grand et dont les occupations peuvent être plus facilement changées. Dans un âge plus avancé, un homme a de la peine à changer ou même modifier sa carrière, et alors la question se réduit le plus souvent à savoir s'il faut ou non se mettre à la retraite, à demi ou à quart-solde. Mais cela vaut mieux que de s'exposer à une rechute fatale. »

La question du mariage est une des plus importantes pour l'avenir des tuberculeux. Leur est-il permis?

Si la tuberculose est en voie d'activité, le doute n'est pas possible, le mariage doit leur être absolument interdit.

S'il s'agit d'une tuberculose guérie, tuberculose locale, ou tuberculose pulmonaire sans persistance de lésions pulmonaires, on peut permettre le mariage quand un très long délai a passé sur les derniers accidents ou signes locaux.

Si l'on est en présence de ces cas de guérison apparente que nous avons décrits et qui sont les plus fréquents, s'il s'agit de ces tuberculeux dont l'état général est parfait, mais dont l'intégrité du poumon n'est pas complète, la conduite du médecin devient plus délicate.

Le mariage a pour un tuberculeux l'avantage de lui constituer un foyer et par là de rendre sa vie plus régulière et moins exposée à toute sorte d'imprudences qui découlent d'une existence monotone et solitaire. Après plusieurs années de guérison apparente, on pourra lui permettre de se marier, à condition qu'il choisisse une femme saine, élevée autant que possible en dehors des grandes villes, sans tare tuberculeuse. S'il vit lui-même à la campagne, loin des théâtres, des soirées, des fêtes, il conservera sa santé et aura des enfants bien portants qui auront toute chance d'échapper à la tuberculose (Daremberg).

Pour les femmes qui ont été tuberculeuses, le mariage est plus dangereux. La grossesse et l'accouchement sont une épreuve qui peut ramener la tuberculose à l'état actif. Quant aux enfants, ils courent plus de risques d'être tuberculeux du fait de la mère, comme nous l'avons dit à propos de l'hérédité. Mais les familles et même les intéressés n'entrent pas dans ces considérations et nous accusent d'être timorés. Nous avons tous vu des faits démentir nos craintes et des mariages déconseillés par les médecins n'avoir aucun résultat fâcheux. Ce sont des exceptions, et il est du devoir strict du médecin de continuer à en montrer les dangers, et s'il ne peut les empêcher, de chercher à gagner le plus de temps possible. Plus la guérison sera ancienne, plus on pourra espérer que l'organisme aura repris une résistance suffisante pour surmonter les périls de la maternité.

Le Dr Van Ysendick, a bien mis en évidence, dans un récent mémoire (*Bulletin de l'Académie royale de Belgique*, 1898), cette influence néfaste de la grossesse sur l'évolution de la tuberculose. Il a observé 26 cas, les uns chez des prédisposées ou des femmes affaiblies sans tuberculose antérieure évidente, les autres chez d'anciennes tuberculeuses. Vingt et une fois le mal s'est déclaré ou aggravé pendant les couches ou après elles, trois fois les fatigues de l'allaitement l'ont amené, deux fois la grossesse a été le moment de l'évolution. Le total des morts a été jusqu'ici de 14, soit 54 p. 100. La phtisie occasionnée par la grossesse est surtout grave chez les prédisposées héréditaires.

Ce sont des statistiques de ce genre qu'il faut avoir le courage de mettre sous les yeux des intéressés. A une époque où on se plaint de la dépopulation de la France, on ne manquera pas de nous accuser d'y concourir en agissant ainsi. Mais en présence d'un peu de satisfaction accordé à l'individu et du souci de la conservation de la race, notre rôle est nettement tracé. Nous aurons même la satisfaction de penser qu'en mettant des obstacles à de tels mariages, nous empêchons bien des larmes de couler. Ces unions, quand elles ne causent pas la mort de la mère, produisent des rejetons chétifs, d'une vitalité amoindrie, qui meurent en bas âge par débilité congénitale ou plus tard par méningite tuberculeuse, ou qui, s'ils arrivent à l'âge adulte, restent presque toujours inférieurs dans le combat de la vie et procréent eux-mêmes des êtres dégénérés.

APPENDICE

LES CRACHOIRS ET LEUR STÉRILISATION[1].

Il est bien établi depuis longtemps que le crachat desséché est l'ennemi qu'il faut combattre. C'est lui qui répand dans l'atmosphère les germes bacillifères qui portent l'infection dans les voies respiratoires.

Il est donc de la plus haute importance :

1° De recueillir les crachats dès leur production dans des vases spéciaux appelés *crachoirs* ;

2° De mettre le plus tôt possible ces crachats hors d'état de nuire par la *stérilisation*.

I. Crachoirs. — On les divise en crachoirs d'appartement, crachoirs de lit, crachoirs de poche.

Crachoirs d'appartement. — Dans les édifices publics, gares de chemins de fer, musées, collèges, écoles, ces crachoirs consistent en récipients de diverses formes, placés par terre et contenant de la sciure de bois ou du sable, substances favorisant le passage des crachats de l'état liquide à l'état pulvérulent. *Ce sont des crachoirs dangereux.* Il faut leur faire

1. Extrait d'une communication faite par nous au récent Congrès de la tuberculose.

la guerre partout où ils se trouvent et les remplacer par des crachoirs hygiéniques, contenant une solution antiseptique et fixés à une certaine hauteur du sol, de manière à ce que les matières expectorées ne soient pas projetées à côté du vase destiné

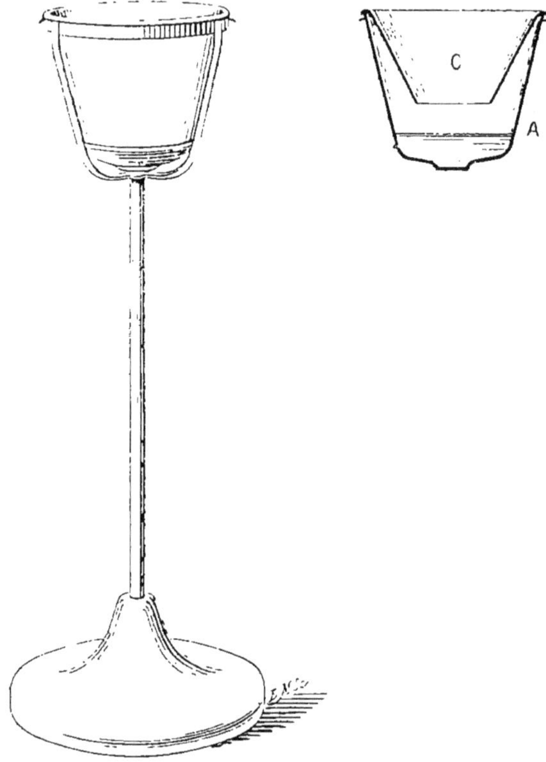

Figure 1.

à les recevoir. Le modèle adopté dans les hôpitaux de Paris est une sorte de petit seau de toilette, en tôle émaillée, muni d'un entonnoir renversé. Il est monté sur un pied ou attaché au mur par un support (fig. 1).

Il existe d'autres modèles moins encombrants ou plus luxueux (fig. 2 et 3).

Le crachoir d'appartement doit remplir deux conditions;

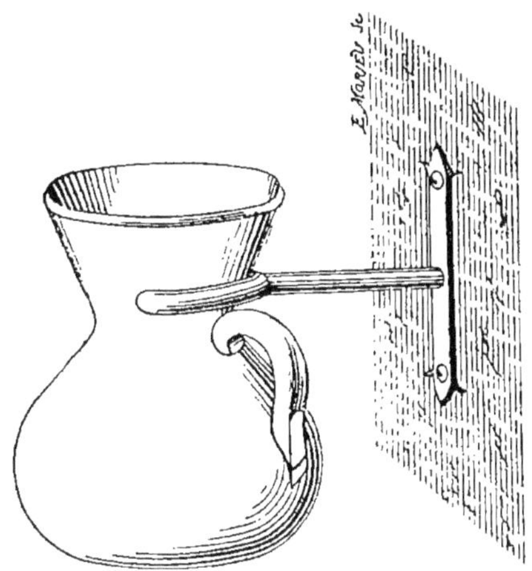

Figure 2.

1° Il doit être placé à une certaine hauteur;

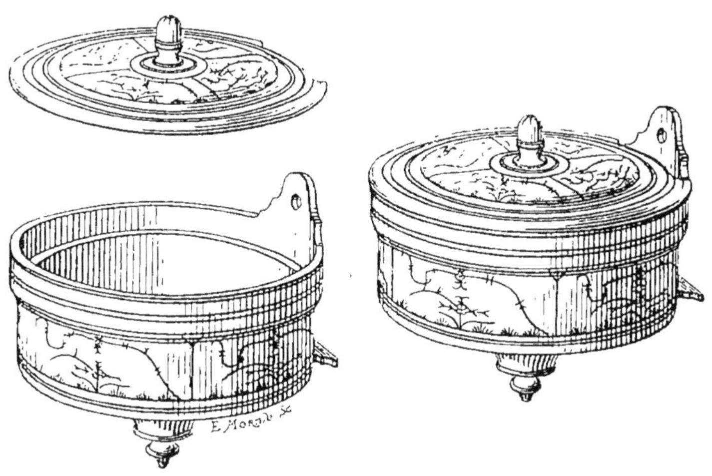

Figure 3.

2° Il doit contenir un liquide antiseptique.

Crachoirs de lit. — Les formes en sont très nombreuses et on les fabrique en toutes matières : verre, porcelaine, métal, papier comprimé.

Les crachoirs en papier comprimé semblent au premier abord devoir être recommandés, parce qu'il est facile de les stériliser en brûlant contenant et contenu. Ils ont le grave défaut d'être trop peu stables et faciles à renverser.

Il faut leur préférer les crachoirs en verre, faïence, ou tôle émaillée. Les plus simples seront les meilleurs et nous pouvons signaler :

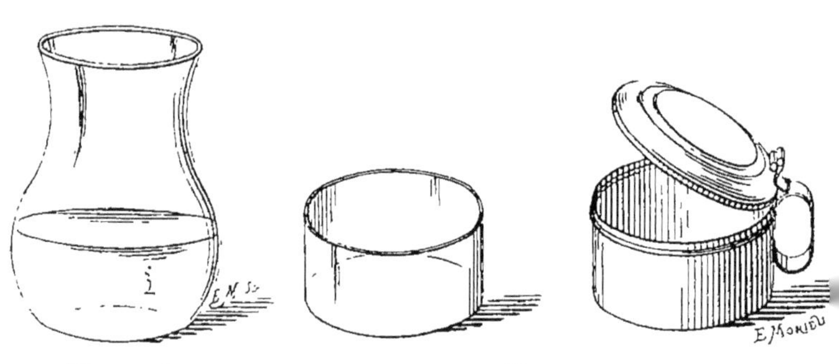

Figure 4. Figure 5.

1° Le modèle des hôpitaux de Paris, tout en verre (fig. 4);

2° Le nouveau modèle employé à Leysin (fig. 5.).

Le crachoir de lit doit remplir les conditions suivantes pour être commode :

1° Il doit pouvoir être manié d'une main;

2° Il doit être facile à stériliser;

3° Dans les pays où les mouches abondent, il doit être couvert, car ces insectes, ainsi que l'ont démontré Spillmann et Haushalter, portent le germe tuberculeux sur les objets où ils se posent.

Crachoirs de poche. — Le crachoir de Detweiler (fig. 6) est le seul qui ait fait ses preuves et on n'est pas encore arrivé à le supplanter. Il a cependant deux inconvénients :

1° La fermeture supérieure, compliquée, finit par dégager une odeur désagréable;

2° La vis inférieure est rarement parfaite et laisse écouler des liquides.

Le crachoir de M. Vaquier (fig. 7), en aluminium, construit d'après les mêmes principes que celui de

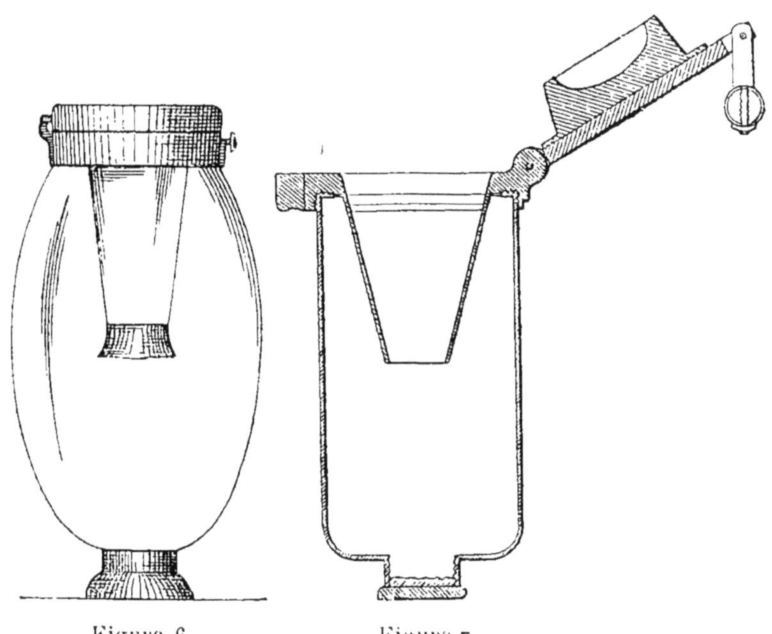

Figure 6. Figure 7.

Detweiler, est léger, élégant, mais il ne s'ouvre que difficilement d'une main et on peut craindre que l'ébullition n'altère rapidement le caoutchouc de la fermeture.

Le crachoir de M. L.-H. Petit est plus simple; il n'a pas de vis inférieure. L'ancien modèle n'était pas complètement étanche : le constructeur s'efforce de lui donner cette qualité indispensable (fig. 8).

Le modèle de M. R. Simon (fig. 9), présenté par M. le Prof. Landouzy, semble réunir les qualités des crachoirs précédents tout en ne gardant rien de leurs *desiderata* : sa désinfection par ébullition prolongée au bain-marie paraît facile.

Si l'on n'a pas à sa disposition le vrai crachoir

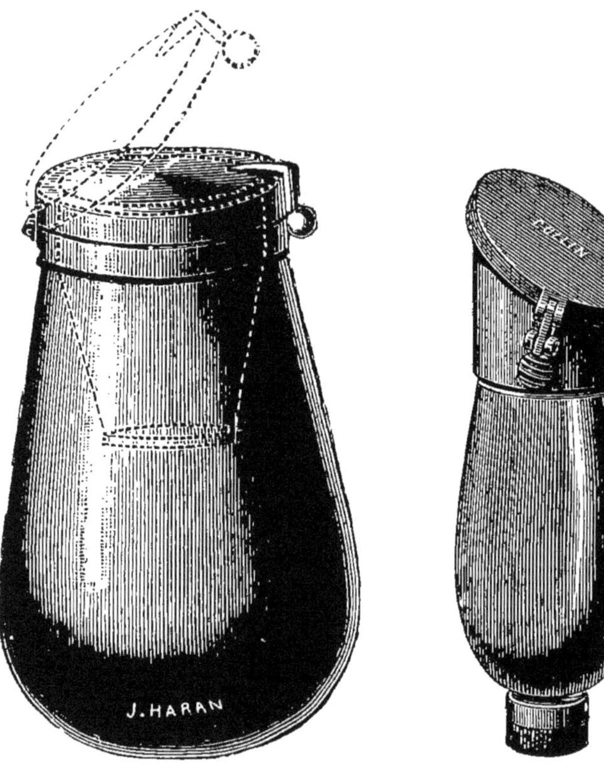

Figure 8. Figure 9.

de poche, on peut en fabriquer un de la manière suivante :

On choisit un flacon à émeri, à large goulot, en verre jaune ou bleu, d'une contenance de 100 grammes environ et on le ferme au moyen d'un bouchon de caoutchouc peu serré. Dans le flacon, on introduit une petite quantité d'ouate de tourbe au sublimé, préalablement trempée dans l'eau, puis pressée. On a ainsi un crachoir de poche simple, mais suffisant.

Pour en faire le nettoyage, il suffit d'extraire avec une pince l'ouate plus ou moins souillée et de la

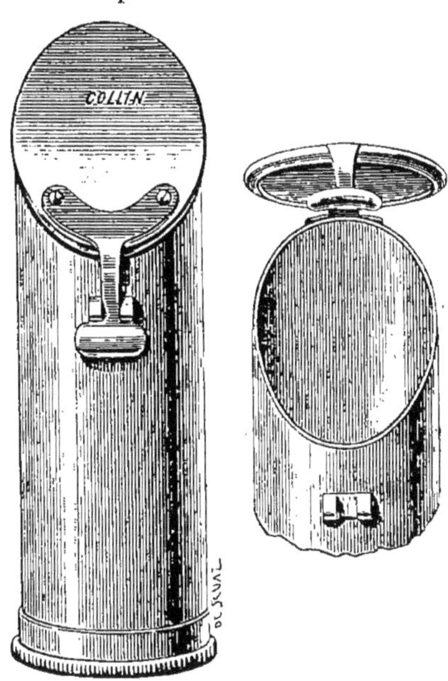

Figure 10.

projeter dans le feu. On procède ensuite comme pour les autres crachoirs.

Un bon crachoir de poche doit présenter les qualités suivantes :

1° Il doit être parfaitement étanche ;

2° Il doit permettre l'écoulement facile des crachats dans le réservoir inférieur ;

3° Il ne doit pas être trop volumineux ;

4° Il doit s'ouvrir d'une main ;

5° Il ne doit pas projeter, en s'ouvrant, le liquide qui parfois baigne le couvercle.

II. Stérilisation des crachoirs et de leur contenu. — Dans les crachoirs d'appartement et de lit, on verse dans le fond du vase une solution antiseptique suffisamment forte pour détruire la virulence des matières expectorées.

On peut se servir :

1° D'une solution de sublimé suivant la formule de Miquel.

Eau............................	1 litre.
Sublimé........................	2 grammes.
Chlorure de sodium..............	20 —

C'est un violent poison.

2° D'une solution d'acide phénique à 5 pour 100;

3° D'une solution de formaldéhyde du commerce titrant 40 pour 100, à raison de 5 grammes par litre.

Mais il ne faut pas compter sur une stérilisation absolue du crachat, et surtout du crachoir, si on se contente de ce procédé.

La perfection consiste à suivre l'exemple de M. Letulle à l'hôpital Boucicaut. Le crachoir, avant d'être vidé, est stérilisé à l'étuve sous pression : il est lavé ensuite.

Dans les sanatoriums de Falkenstein et de Hohenhonnef, les crachoirs sont vidés dans les fosses d'aisances, puis stérilisés par l'ébullition.

A Ruppertschain et à Alland, les crachats sont absorbés par la tourbe, puis brûlés.

A Leysin, deux récipients en fonte sont disposés l'un près de l'autre. Dans l'un, on vide les crachats qu'on fait bouillir deux heures, dans l'autre on fait bouillir les crachoirs.

Peut-on vider les crachoirs dans une fosse d'aisances quand existe le tout à l'égoût? C'est au moins imprudent, si les matières peuvent polluer un fleuve ou être mêlées à l'eau d'irrigation, car à moins d'une canalisation longue et à courant très lent, les microbes saprophytes n'auront pas le temps d'accomplir leur œuvre salutaire, et les germes tuberculeux pourront se propager par l'épandage. Il faut adopter comme mesure générale la *stérilisation des crachats avant leur projection dans les fosses d'aisances.*

Ces besognes de stérilisation sont désagréables et c'est un des principaux obstacles à la généralisation du crachoir de poche. Dans les sanatoriums, on ne s'aperçoit pas de cet inconvénient. Tout est

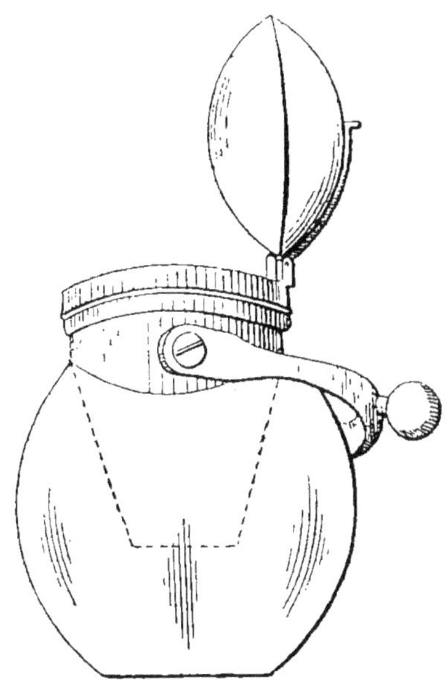

Figure 11.

minutieusement fait par un personnel bien dressé. Le soir, à Leysin, par exemple, le malade met à la porte de sa chambre son crachoir de poche, près de ses chaussures; il le reprend le lendemain en même place, brillant et stérilisé. En entrant dans sa chambre, il avait trouvé sur sa table de nuit son crachoir de lit, dans le même état de propreté. Il n'en est pas de même dans les familles et le nettoyage du crachoir est toujours considéré comme une corvée. Il faut cependant passer au-dessus de ces petits inconvénients car *le crachoir est la sauvegarde du malade, comme de ceux qui l'entourent; il empêche les uns de s'infecter, l'autre de se réinfecter quotidiennement.*

Il nous a paru qu'il serait possible de rendre ce travail plus facile au moyen d'un crachoir (fig. 10) qu'a fait exécuter M. Rondet, pharmacien à Cannes, et qui a les avantages suivants :

1° Il n'a pas de vis inférieure;

2° Il a un fond plat de manière à ce *qu'on puisse, avant de le vider*, le porter à 100 degrés dans un bain-marie;

3° Il est *presque entièrement métallique* et ne possède qu'une mince rondelle de caoutchouc.

Pour le stériliser on enlève l'entonnoir du récipient et on remplit à demi celui-ci avec la solution phéniquée à 5 pour 100. On laisse le crachoir dans l'eau bouillante pendant un quart d'heure, le récipient gardant son contenu, le reste du crachoir bouillant à même le bain-marie. Au bout de ce laps de temps, on vide le contenu du crachoir et on lave l'intérieur à l'aide d'une pince et d'un peu d'ouate.

Il serait à souhaiter que l'on s'ingéniât pour présenter les crachoirs de poche sous un aspect moins professionnel. Nos ouvriers parisiens, si ingénieux, pourraient leur donner la forme de flacons de sels, de porte-cigares, etc., pour qu'on pût les porter dans la poche sans éveiller l'attention. Il faudrait que non seulement les tuberculeux, mais tous ceux qui crachent, *que les médecins d'abord*, prissent l'habitude de s'en servir, afin que le crachoir ne devînt pas la marque du phtisique, et comme l'étiquette rouge que le pharmacien met sur ses poisons.

TABLE DES MATIÈRES

PREMIÈRE PARTIE

HYGIÈNE PRÉVENTIVE

Comment on devient tuberculeux et comment on évite la tuberculose.

DEUXIÈME PARTIE

HYGIÈNE CURATIVE

Comment on guérit la tuberculose.

APPENDICE

Coulommiers. — Imp. PAUL BRODARD. — 514-98.

Traité de Chirurg

PUBLIÉ SOUS LA DIRECTION DE MM.

Simon DUPLAY
Professeur de clinique chirurgicale
à la Faculté de médecine de Paris
Chirurgien de l'Hôtel-Dieu
Membre de l'Académie de médecine

Paul RECLUS
Professeur agrégé à la Faculté de mé
Secrétaire général
de la Société de Chirurgie
Chirurgien des hôpitaux
Membre de l'Académie de méde

PAR MM.

BERGER, BROCA, DELBET, DELENS, DEMOULIN, J.-L. FAURE, FOR
GÉRARD-MARCHANT, HARTMANN, HEYDENREICH, JALAGUIER, KIRM
LAGRANGE, LEJARS, MICHAUX, NÉLATON, PEYROT
PONCET, QUÉNU, RICARD, RIEFFEL, SEGOND, TUFFIER, WALTH

DEUXIÈME ÉDITION ENTIÈREMENT REFONDUE

8 *vol. gr. in-8 avec nombreuses figures dans le texte. En souscription* . . . 1

TOME I. — 1 *vol. grand in-8° avec* 218 *figures* 18

RECLUS. — Inflammations, traumatismes, maladies virulentes.
BROCA. — Peau et tissu cellulaire sous-cutané.
QUENU. — Des tumeurs.
LEJARS. — Lymphatiques, m synoviales tendineuses et b séreuses.

TOME II. — 1 *vol. grand in-8° avec* 361 *figures* 18

LEJARS. — Nerfs.
MICHAUX. — Artères.
QUÉNU. — Maladies des veines.
RICARD et DEMOULIN. — l traumatiques des os.
PONCET. — Affections non t tiques des os.

TOME III. — 1 *vol. grand in-8° avec* 285 *figures* 18

NÉLATON. — Traumatismes, entorses, luxations, plaies articulaires.
QUÉNU. — Arthropathies, arthrites sèches, corps étrangers articulaires.
LAGRANGE. — Arthrites infec et inflammatoires.
GERARD-MARCHANT. — Crâ
KIRMISSON. — Rachis.
S. DUPLAY. — Oreilles et an

TOME IV. — 1 *vol. grand in-8° avec* 354 *figures* 18

DELENS. — L'œil et ses annexes.
GERARD-MARCHANT. — Nez, fosses nasales, pharynx nasal et
HEYDENREICH. — Mâchoires

TOME V. — 1 *vol. grand in-8° avec* 187 *figures* 20

BROCA. — Face et cou. Lèvres, cavité buccale, gencives, palais, langue, larynx, corps thyroïde.
HARTMANN. — Plancher buccal, glandes salivaires, œsophage rynx.
WALTHER. — Maladies du co
PEYROT. — Poitrine.
PIERRE DELBET. — Mamelle

TOME VI. — 1 *vol. grand in-8° avec* 218 *figures* 20

MICHAUX. — Parois de l'abdomen.
BERGER. — Hernies.
JALAGUIER. — Contusions et plaies de l'abdomen, lésions traumatiques et corps étrangers de l'estomac et de l'intestin. Occlusion intestinale, péritonites, appendicite.
HARTMANN. — Estomac.
FAURE et RIEFFEL. — Rec anus.
HARTMANN et GOSSET. — contre nature. Fistules sterco
QUENU. — Mésentère. Rate. Pa
SEGOND. — Foie.

Les tomes VII et VIII paraîtront successivement et à intervalles rappro

raité de Gynécologie Clinique et Opératoire

Par le Dr Samuel POZZI

ofesseur agrégé à la Faculté de médecine, Chirurgien de l'hôpital Broca. Membre de l'Académie de médecine.

TROISIÈME ÉDITION, REVUE ET AUGMENTÉE

. *in-8° de* XXII-1270 *pages, av.* 268 *fig. dans le texte. Relié toile :* 30 *fr.*

n'ai pas à faire l'éloge de ce traité qui, traduit en allemand, en anglais, en nol, en italien et en russe, a fait connaître la gynécologie française au monde . La troisième édition aura tout le succès des deux premières, si rapidement ées, parce que, comme ses sœurs aînées, elle a le mérite de contenir et de e au point les découvertes les plus récentes, sans rien négliger des acquis antérieures de la science gynécologique.

rdonnance générale du traité n'est pas changée, mais de nombreuses addi et des figures multiples sont venues l'enrichir. La thérapeutique chirurgicale pérations pelviennes, en particulier, a été complètement revisée, et M. Pozzi, en restant laparotomiste convaincu, reconnaît à l'hystérectomie vaginale la place qui lui est due... Au point de vue thérapeutique, je mentionnerai, e nouvelles, les pages relatives aux différents procédés d'hystéropexie vagi recommandés ces derniers temps, celles qui sont consacrées au traitement rgical du prolapsus et de la périnéorrhaphie. — L'anatomie pathologique bactériologie tiennent une grande place ; de nombreuses figures originales es viennent très heureusement compléter des descriptions qui seraient un ardues à la simple lecture.

E. BONNAIRE (*Presse médicale*, 2 janvier 1897).

---

récis d'Obstétrique

PAR MM.

RIBEMONT-DESSAIGNES	G. LEPAGE
rrégé à la Faculté de médecine	Professeur agrégé à la Faculté
ccoucheur de l'hôpital Beaujon	de médecine de Paris
nbre de l'Académie de médecine	Accoucheur de l'hôpital de la Pitié

QUATRIÈME ÉDITION

590 FIGURES DANS LE TEXTE DESSINÉES PAR M. RIBEMONT-DESSAIGNES

1 vol. grand in-8° de plus de 1300 pages, relié toile : 30 *fr.*

Précis d'Obstétrique de MM. Ribemont-Dessaignes et Lepage est un bel et ouvrage, appelé à rendre de grands services aux praticiens par son plan et xécution qui sont parfaits. Tenant le milieu entre les Manuels qui tentent les ants, mais ne leur apprennent pas grand'chose, et les traités magistraux n'ont guère le temps ni les moyens d'aborder, cet ouvrage nous paraît ser parfaitement le but des auteurs, d'être un livre d'enseignement propre-dit. Et cet enseignement, c'est, dans ses grandes lignes, celui de M. Tarnier M. Pinard. (*Revue scientifique.*)

ouvrage est appelé à rendre de grands services, non seulement à l'étudiant prépare ses examens, mais aussi au praticien, abandonné qu'il est, la plupart mps, au milieu des multiples difficultés de la clinique, et avec une instruc-pratique souvent insuffisante...

Nous devons aussi parler de la partie iconographique de l'ouvrage, tous les ns qui sont l'œuvre personnelle de M. Ribemont-Dessaignes, joignant à une titude photographique un aspect artistique qui donne au livre un aspect par-ier. (*Revue de chirurgie.*)

L'ŒUVRE MÉDICO-CHIRURGICAL

Dr CRITZMAN, directeur

Suite de Monographies cliniqu

SUR LES QUESTIONS NOUVELLES

en Médecine, en Chirurgie et en Biologi

La science médicale réalise journellement des progrès incessants; les que et découvertes vieillissent pour ainsi dire au moment même de leur éclosio traités de médecine et de chirurgie, quelque rapides que soient leurs diffé éditions, auront toujours grand'peine à se tenir au courant.

C'est pour obvier à ce grave inconvénient, auquel les journaux, malgré la sité de leurs matières, ne sauraient remédier, que nous avons fondé, avec le co des savants et des praticiens les plus autorisés, un recueil de Monographie le titre général, *l'Œuvre médico-chirurgical*, nous paraît bien indiquer le la portée.

Nous publions, aussi souvent qu'il est nécessaire, des fascicules de 40 pages dont chacun résume et met au point une question médicale à l du jour, et cela de telle sorte qu'aucune ne puisse être omise au moment opp

Nous tenant essentiellement sur le terrain pratique, nous essayerons de d à chaque problème une formule complète. La valeur et l'importance des que seront examinées d'une manière critique, de façon à constituer un chapitre digne de figurer dans le meilleur traité médico-chirurgical. Cette nouvelle cation pourrait être intitulée aussi : *Complément à tous les Traités de Path de Clinique et de Thérapeutique.*

CONDITIONS DE LA PUBLICATION

Chaque monographie est vendue séparément . . . . . . **1** *fr.*

Il est accepté des abonnements pour une série de 10 Monographies au forfait et payable d'avance de **10** francs pour la France et **12** francs l'étranger (port compris).

MONOGRAPHIES PUBLIÉES

No 1. **L'Appendicite,** par le Dr Félix Legueu, chirurgien des hôp de Paris.

No 2. **Le Traitement du mal de Pott,** par le Dr A. Chipault, de l

No 3. **Le Lavage du Sang,** par le Dr Lejars, professeur agrégé, rurgien des hôpitaux, membre de la Société de chirurgie.

No 4. **L'Hérédité normale et pathologique,** par le Dr Ch. Debi professeur d'anatomie à l'Université de Lille.

No 5. **L'Alcoolisme,** par le Dr Jaquet, privat-docent à l'Univers Bâle.

No 6. **Physiologie et pathologie des sécrétions gastriques** le Dr A. Verhaegen, assistant à la Clinique médicale de Lou

No 7. **L'Eczéma,** par le Dr Leredde, chef de laboratoire, assista consultation à l'hôpital Saint-Louis.

No 8. **La Fièvre jaune,** par le Dr Sanarelli, directeur de l'In d'hygiène expérimentale de Montévidéo.

No 9. **La Tuberculose du rein,** par le Dr Tuffier, professeur ag chirurgien de l'hôpital de la Pitié.

No 10. **L'Opothérapie. Traitement de certaines maladies des extraits d'organes animaux,** par A. Gilbert, pr seur agrégé, chef du laboratoire de thérapeutique à la Fa de médecine de Paris, et P. Carnot, docteur ès scie ancien interne des hôpitaux de Paris.

VIENT DE PARAITRE

L'Anatomie comparée des Animau

BASÉE SUR L'EMBRYOLOGIE

Par **LOUIS ROULE**

LAURÉAT DE L'INSTITUT (Grand Prix des Sciences Physiques), PROFESSEUR A L'UNIVERSITÉ DE TOULOUSE (Facultés des Sciences).

Deux volumes grand in-8° de XXVI-1970 *pages avec* 1202 *figures dans le texte* . . . . 48 f

« ..... Ce livre est, à la fois, un traité élémentaire d'anatomie appuyée l'embryologie, et un exposé succinct de philosophie zoologique. La manière les faits, mis en leur lieu naturel, se groupent et se complètent, donne par seule, avec une évidence toujours plus nette, le sentiment d'une lente évolut subie incessamment par la matière vivante, et des voies qu'elle a suivies méthode scientifique part des faits pour arriver à concevoir les causes.....

Ce traité ne s'adresse pas seulement aux étudiants désireux d'avoir un g en anatomie. Il est de portée plus haute. Par sa méthode de rigoureuse l que, par son esprit de synthèse, il mérite d'intéresser les personnes qui près ou de loin, s'attachent aux sciences biologiques, soit pour elles-mê soit pour leurs applications, soit pour leurs conséquences philosophiques.

L'ouvrage comprend deux volumes, et compte 1970 pages. Il est divis seize chapitres, dont chacun renferme l'étude anatomique d'un embranchem déterminé. Les chapitres varient, dans leur étendue, suivant l'importance embranchements ; certains se réduisent à quelques pages ; d'autres, celui *Vertébrés* par exemple, en mesurent près de six cents, et constituent autan traités spéciaux. Les figures, nouvelles pour la plupart, sont nombreuses, et soignées ; rien n'a été omis pour les rendre des plus artistiques, sans ôter à valeur scientifique ni à leur simplicité.

VIENT DE PARAITRE

Les Colonies animales et la formation des organism

Par **Edmond PERRIER**

Membre de l'Institut, Professeur au Muséum d'Histoire Naturelle.

DEUXIÈME ÉDITION

1 *vol. gr. in-8° avec* 2 *planches hors texte et* 158 *figures.* **18 fr.**

Dans cette deuxième édition d'un livre bien connu non seulement des nat listes mais aussi des philosophes et des sociologistes, l'auteur n'a eu à mod en rien ni le fond de sa doctrine, ni les arguments principaux sur lesque s'appuyait. Certains chapitres ont été plus ou moins profondément remaniés manière à enregistrer quelques points de vue nouveaux ou à éliminer quelc objections ; tel est le chapitre relatif aux *Formes originelles des vers annelé des animaux articulés ;* tel est aussi le chapitre sur l'*Individualité*, auquel la s tion du temps écoulé permettait de donner des conclusions plus fermes et rigoureusement scientifiques.

La préface de la première édition était uniquement consacrée à présenter public l'idée mère du livre qui, neuve alors, n'a plus, aujourd'hui, besoin d' présentée ; M. Perrier a pensé qu'il convenait plutôt d'en montrer la fécondi il a résumé dans une préface de 32 pages toute la théorie de la formation et l'évolution des organismes, et mis en relief la part qu'ont prise à cette évolu les diverses forces qui agissent encore autour de nous.

Traité de Thérapeutique chirurgica

PAR

Émile FORGUE
Professeur de clinique chirurgicale à la Faculté de médecine de Montpellier.
Membre correspondant de la Société de chirurgie,
Chirurgien en chef de l'hôpital St-Eloi.
Médecin-major hors cadre.

Paul RECLUS
Professeur agrégé à la Faculté de médecine de Par
Chirurgien de l'hôpital Laënnec
Secrétaire général de la Société de chirurgie,
Membre de l'Académie de médeci

DEUXIÈME ÉDITION ENTIÈREMENT REFONDUE

AVEC 472 FIGURES DANS LE TEXTE

2 *volumes grand in-8° de* 2116 *pages* . . . . **34 fr**

C'est un livre nouveau plutôt qu'une édition nouvelle que viennent de faire raître MM. Forgue et Reclus. Nombreux sont en effet les chapitres inédits cet ouvrage, et il n'est pour ainsi dire pas de page où quelque addition n'ait apportée. Nous retrouvons partout les qualités dominantes qui nous avaient frappé lors de la première édition, c'est-à-dire la clarté de l'exposition, la sin cité du plan, et surtout la sage discussion des interventions chirurgicales. auteurs ont en effet comblé une lacune dans la bibliographie chirurgicale en nant un livre qui soit à la fois une œuvre de médecine opératoire clinique e même temps un traité des indications, et l'on comprend facilement que le su d'un pareil travail ait obligé les auteurs à en publier rapidement une deuxi édition. Dans celle-ci on peut se rendre compte en quelque sorte des progrès, modifications qui sont survenus depuis ces dernières années dans la thérapeut chirurgicale. (*Lyon médical*, 13 février 1898.)

Traité élémentaire de Thérapeutiqu

Par le **Dr Gaston LYON**

Ancien chef de clinique médicale à la Faculté de médecine de Paris

DEUXIÈME ÉDITION REVUE ET AUGMENTÉE

1 *volume grand in-8° de* 1154 *pages* . . . . **15 fr.**

La première édition de cet ouvrage a été épuisée en deux ans. Ce su s'explique par les réels services que peut rendre le traité de M. Lyon. C'est e effet l'auteur a employé la méthode qui semble la meilleure pour la pratique lieu de décrire successivement les divers médicaments ou de passer en revu médication, il a étudié les affections et les troubles de chaque appareil et a mo quels étaient les procédés thérapeutiques auxquels on pouvait s'adresser. trouve aussi les traitements à employer dans les maladies du tube digestif, appareils circulatoire, respiratoire, urinaire, du système nerveux ; puis vien d'importants chapitres sur les infections, les maladies de la nutrition, les in cations. Enfin, dans un appendice, on trouve, rangés par ordre alphabétiqu liste des médicaments les plus usuels avec leur mode d'emploi et leur posolog

... Ce livre ne constitue pas une œuvre de compilation : c'est un véritable g pour le traitement des malades. Voilà, je crois, le plus grand éloge, et est pl ment mérité, qu'on puisse faire de cet ouvrage. (*Presse médicale*, 27 févrie

Paris. — L. MARETHEUX, imprimeur, 1, rue Cassette. — 13916.

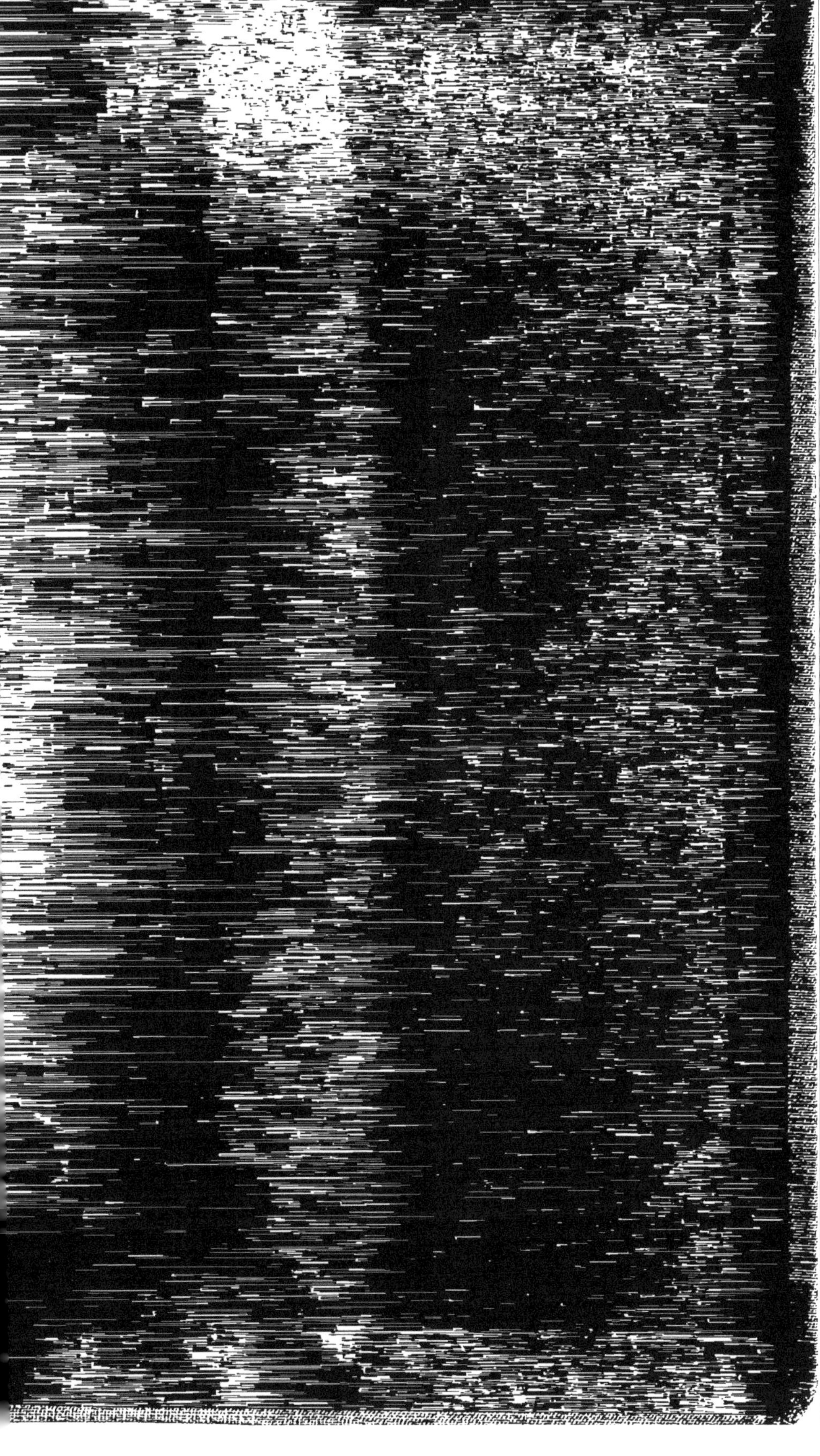

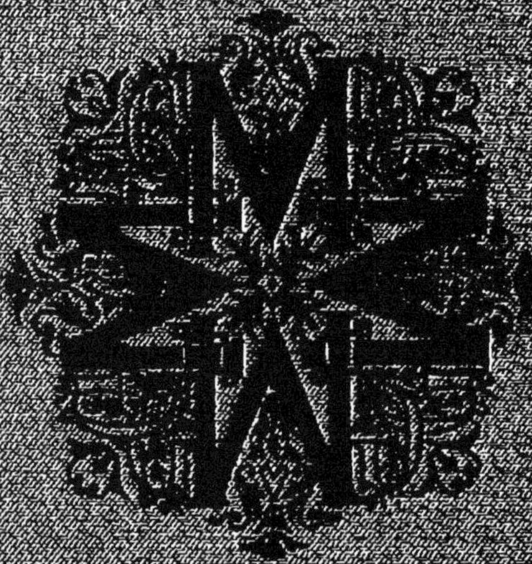

www.ingramcontent.com/pod-product-compliance
Ingram Content Group UK Ltd.
Pitfield, Milton Keynes, MK11 3LW, UK
UKHW020428200726
13857UKWH00002B/333